食事療法はじめの一歩シリーズ

激しい痛みの発作を防ぐ

痛風・高尿酸血症の安心ごはん

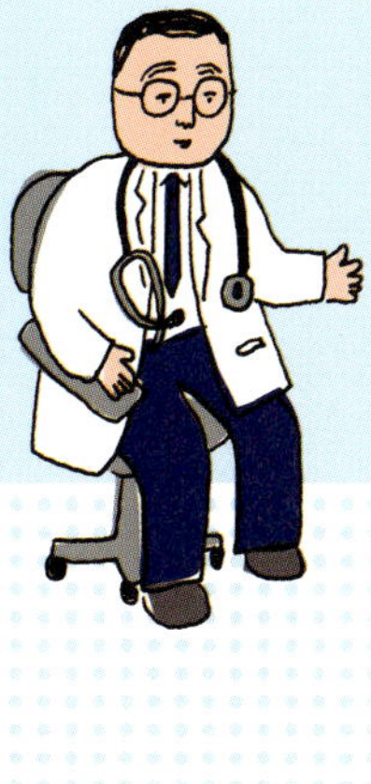

女子栄養大学出版部

この本はこんな人におすすめです

そもそも、なにに気をつけたらいいの？

尿酸値が高くても、痛風以外に自覚症状がない場合は放置しがちです。本書では、尿酸値が高いとなぜいけないのか、生活習慣をどうかえればよいかを最新医学に基づき解説しています。

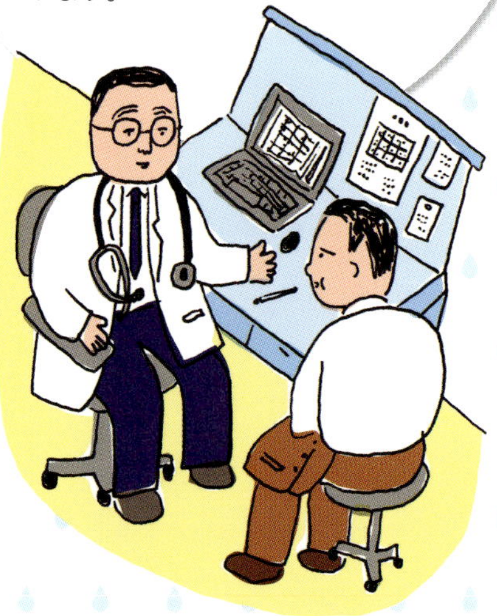

食生活の見直しって具体的にはどうしたらいいのかわからない

この病気のかたは、食べすぎていることが多いので、適量のエネルギー摂取を心がけることがたいせつです。

また「お肉が大好き！　野菜は食べない」といった偏った食生活も見直して。本書では栄養バランスのとれる献立や、野菜がたくさん入った簡単な料理を紹介しています。

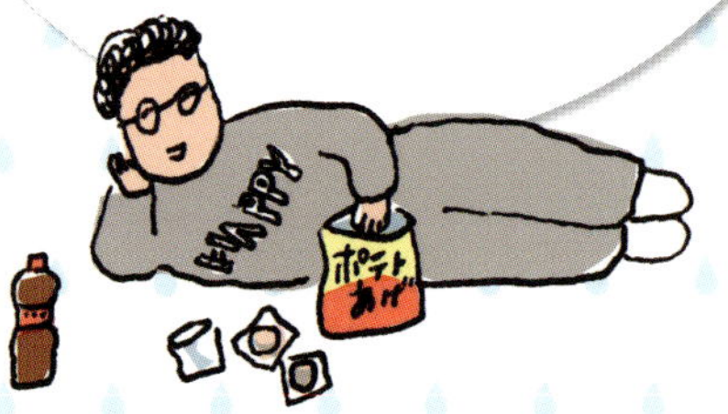

痛風・高尿酸血症の食事療法を始めるかたへ

この本を手にとっていらっしゃるかたは、痛風の激しい痛みに襲われたことがあり「もう二度とあの痛みを経験したくない」と思っていらっしゃるか、健康診断で高尿酸血症と診断されたり、尿酸値が高いから食生活を見直したほうがよい、と指摘された無症状のかた、そのご家族だと思います。

高尿酸血症は、血液中の老廃物の一種である「尿酸」がなんらかの理由で体外に排泄されず、体内に蓄積されてしまう病気です。尿酸が関節にたまって結晶化すると、痛風の激痛が現われます。しかし痛風以外に自覚症状はないため、尿酸値の高さを指摘されてもほうっておくかたが多いのも事実。放置しておくと、高血圧などの合併症や動脈硬化を引き起こしやすいことも指摘されているので、注意が必要です。

この病気の原因は、栄養過多な食生活にあると考えられています。痛風は、

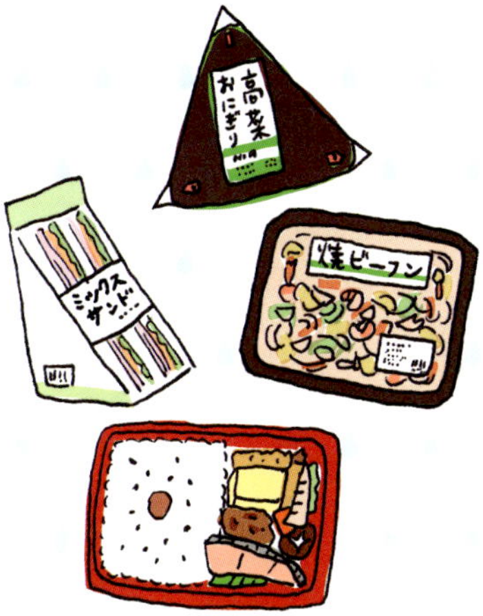

プリン体って絶対とっちゃいけないの？

プリン体は、どんな食べ物にも含まれているので、摂取量をゼロにするのは不可能。ただ、プリン体が多く含まれる高プリン体食品は避けたほうが◎。本書ではプリン体の多い食品、少ない食品を紹介しているので、参考にしてください。

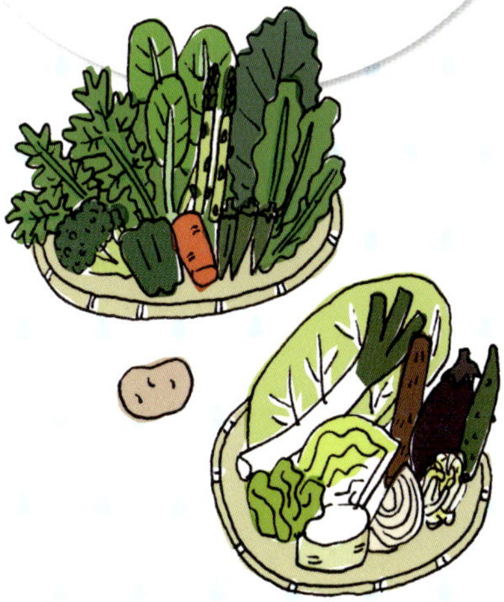

外食が多いから食事療法はむずかしいんだけど…

働いていると、外食やコンビニを利用することが多くなりますよね。本書では、和・洋・中それぞれの外食や、コンビニ食でのポイントを説明しています。具体的になにを食べたらよいか、さらにはよりヘルシーに食べるためのアイディアも紹介しています。

医学の父ともよばれる古代ギリシャのヒポクラテスの著作にも出てくるほど、昔からあった病気です。アレキサンダー大王やローマ皇帝、フランス国王など、ぜいたくができる身分の人がかかるため「帝王病」とも呼ばれていました。日本では明治になるまで痛風はなく、増加したのは戦後からといわれていますから、飽食の時代がもたらした現代病ともいえるでしょう。高尿酸血症は、これまでは中高年の男性に多い病気でしたが、最近は食生活の変化にともない、20代の若い患者さんも多くなりました。

本書では、痛風や高尿酸血症についての最新知識とともに、毎日続けられるヘルシーな料理を紹介しています。痛風や高尿酸血症の患者さんは働き盛りの世代が多いので、充分に満足できる量であることも考慮しました。本書を参考に、目標を達成されることを願っています。

東京医科大学 腎臓内科学分野
主任教授 菅野義彦

働きざかり 38歳サラリーマンJさんの

\ 風が吹いても痛い！ /

痛風発症物語

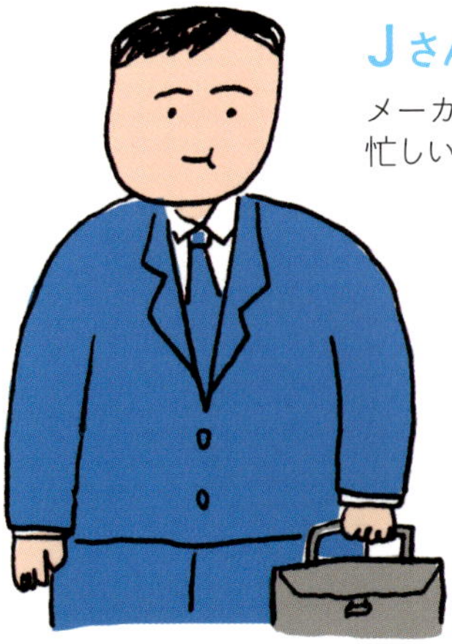

Jさん（38歳）

メーカー勤務の営業担当で
忙しい日々を送ります。

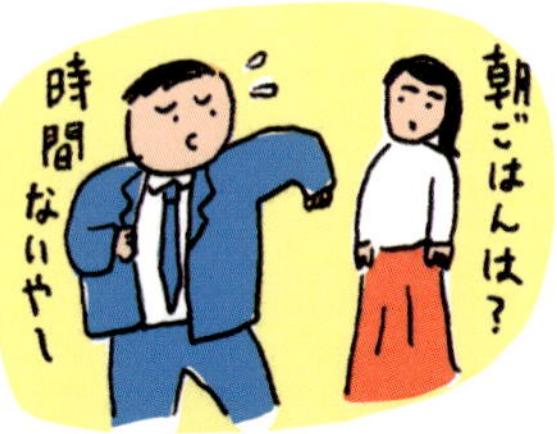

尿酸値を上げる生活習慣

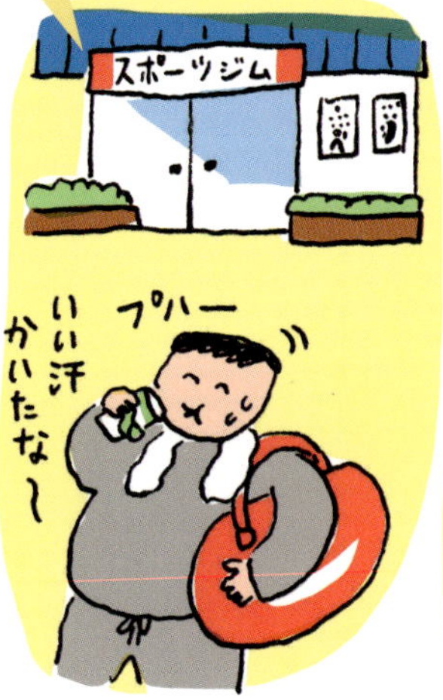

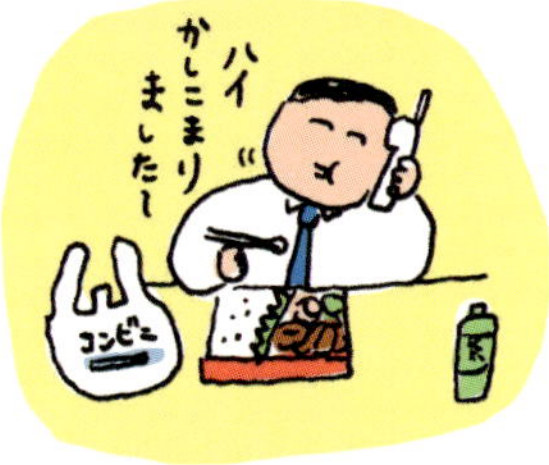

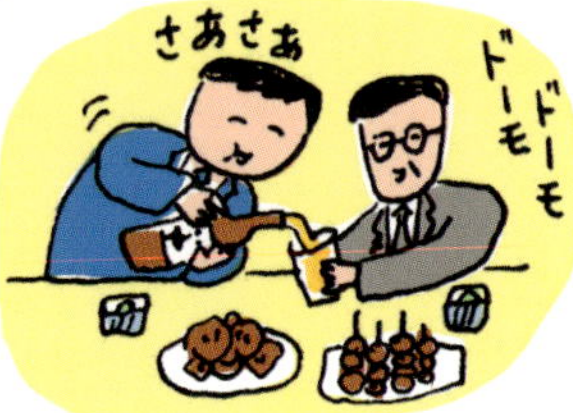

朝食は食べないことが多く、昼食はほぼ毎日コンビニ食や外食。夜は仕事のつき合いでの飲み会も多数。ビールと揚げ物の組み合わせが大好きです。メタボ対策に、休日はジムに行くものの、運動後のビールが最高でやめられません。

高尿酸血症を発症

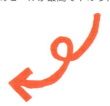

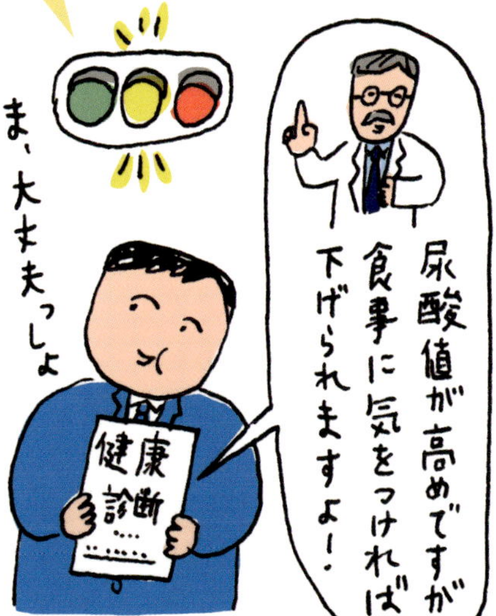

健康診断で尿酸値が高いことがわかったＪさん。医師からは「尿酸値が7.3mg/dLであれば、食事療法で正常値に戻せますよ」といわれました。しかし、自覚症状もないので「ビールをチューハイにかえればいいか」ぐらいにしか受けとめず……。

痛風発作を発症

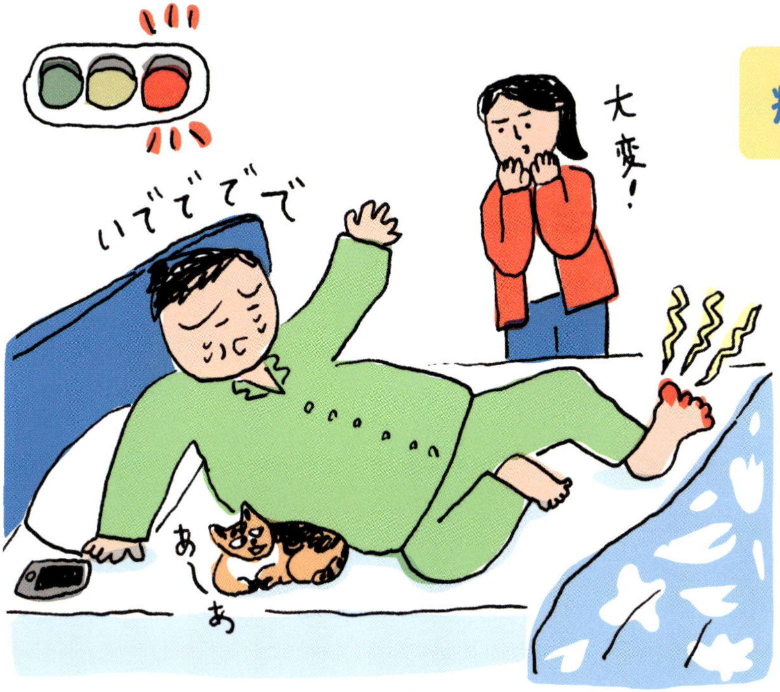

生活習慣をほとんど見直さず、放置状態だったＪさん。とうとう尿酸値が危険値を超えました。でも、仕事が忙しくてまたもや放置。すると、ある日突然、足の親指のつけ根に激痛が！　痛風発作の発症です。立ち上がることもままならず、会社も休むことに。

合併症を発症

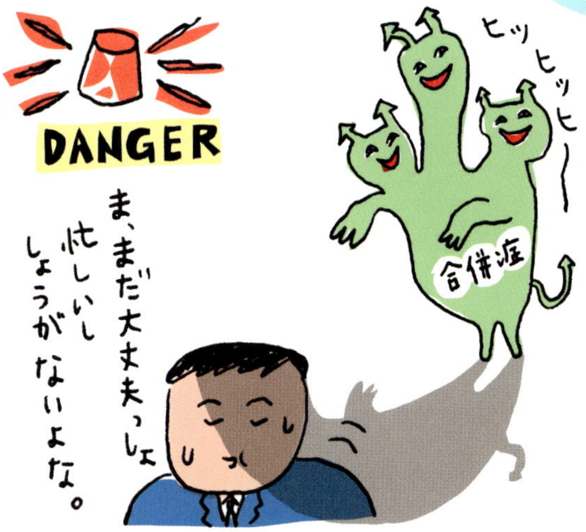

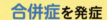

脂質異常症

高血圧

糖尿病

動脈硬化

尿路結石

脳梗塞

腎障害

心筋梗塞

など

痛みが少し引いてからは、食生活の見直しも考えていたＪさんでしたが、しばらくすると「ま、いっか」と元の食生活に。以来、痛風発作をくり返すことに。さらに気づかぬうちに合併症が忍び寄っていたのです……

CONTENTS

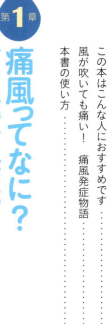

本書の使い方

レシピについて

1人分のエネルギー量、たんぱく質、食塩相当量がひと目でわかります。

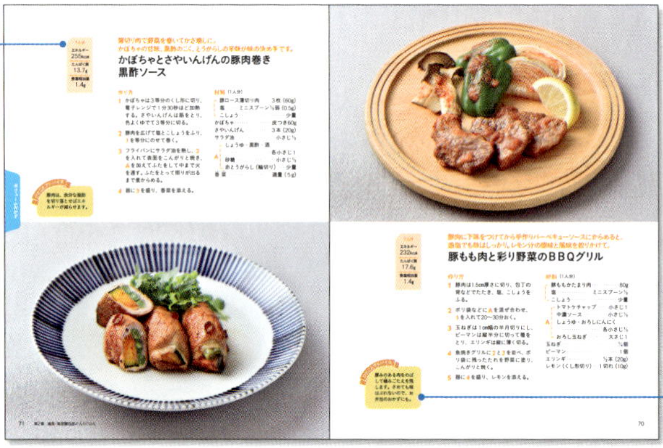

レシピに関連したお得な栄養知識や、よりおいしく作るコツなど、ワンポイントアドバイスを紹介。

- 食品（肉、魚介、野菜、果物など）の重量は、特に表記がない場合は、すべて正味重量です。正味重量とは、皮、骨、殻、種など、食べない部分を除いた、実際に口に入る重量のことです。
- 材料の計量は、標準計量カップ・スプーンを使用しました。大さじ１＝15mℓ、小さじ１＝５mℓ、ミニスプーン１＝１mℓ、１カップ＝200mℓが基準です。
- フライパンはフッ素樹脂加工のものを使用しました。
- 電子レンジは、600Wのものを使用しました。お使いの電子レンジのW数がこれより小さい場合は加熱時間を長めに、大きい場合は短めにしてください。
- 調味料は特に表記のない場合は、塩＝ミネラル分が多い塩（精製塩ではないもの。小さじ１＝５ｇ）、砂糖＝上白糖、酢＝穀物酢、しょうゆ＝濃い口しょうゆ、みそ＝淡色辛みそや赤色辛みそを使用しています。

そのほかの表記について

材料

材料は「１人分」を基本に表示していますが、レシピによっては作りやすい分量で表示しています。たとえば「４人分」と表示があるものは、でき上がりを４等分した量を、１人分として召し上がってください。

エネルギーとカロリー

エネルギーの量を表す単位がカロリー（cal）。１ℓの水を１℃上げるのに必要なエネルギー量が１kcalです。本書では、基本的にカロリー表記ではなく、「エネルギー」「エネルギー量」と表記しています。

塩分とは

「塩分」とは食塩相当量のことです。本書でも、文章中に「塩分」とあるものは、食塩相当量を指します。食塩相当量（g）は、食品に含まれるナトリウム量（mg）を合算した値に2.54を掛けて1000で割ったものです。

第1章

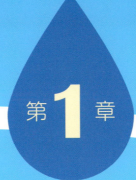

痛風ってなに？
高尿酸血症って？

まずは尿酸とはなにか、尿酸値が高くなると体にどんな影響を及ぼすかなど基礎知識を学びましょう。尿酸値を下げるためのセルフケアもあわせて紹介します。

病気の基礎知識 1

尿酸値はどうして高くなるの？

高尿酸血症の定義

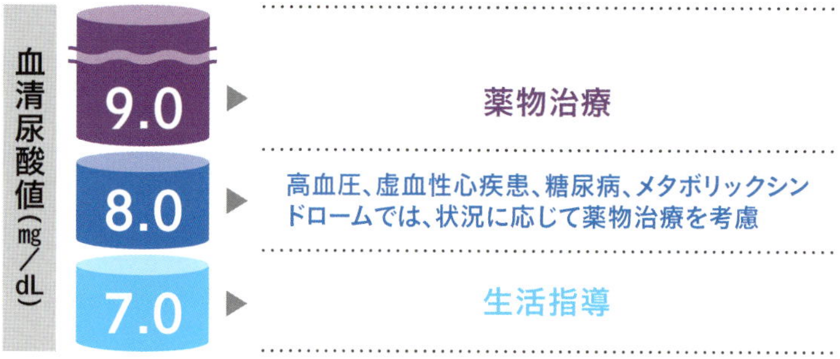
血清尿酸値（㎎／dL）
9.0
薬物治療
8.0
高血圧、虚血性心疾患、糖尿病、メタボリックシンドロームでは、状況に応じて薬物治療を考慮
7.0
生活指導

高尿酸血症のタイプ

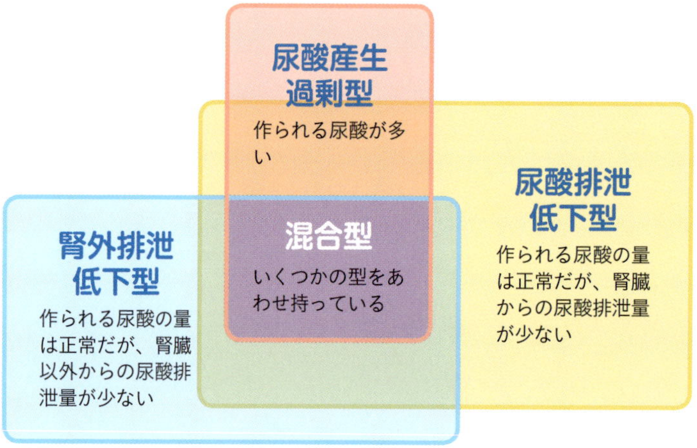
尿酸産生過剰型
作られる尿酸が多い
尿酸排泄低下型
作られる尿酸の量は正常だが、腎臓からの尿酸排泄量が少ない
混合型
いくつかの型をあわせ持っている
腎外排泄低下型
作られる尿酸の量は正常だが、腎臓以外からの尿酸排泄量が少ない

尿酸値が高くても自覚症状はない

尿酸値とは、血清中に含まれる尿酸の濃度のことです。性別、年齢を問わず、血清尿酸値が7.0㎎／dLを超えると「高尿酸血症」と診断されます。

尿酸はプリン体の最終代謝産物で、通常は腎臓と腸管から排泄《はいせつ》されます。しかし、なんらかの原因で産生と排泄のバランスがくずれ、体内の一定量を超えると、高尿酸血症となります。

尿酸が体内にたまる原因には①腎臓からの排泄が低下するタイプ、②尿酸産生が過剰すぎるタイプ、③腎臓以外の排泄が低下するタイプ、④これらの混合タイプがあります。

自分がどのタイプなのかを知り、尿酸が過剰に蓄積されないよう、コントロールすることがたいせつです。

尿酸の産生と排泄のメカニズム

尿酸は毎日、体内で一定の量がプリン体から作られ、体外に排泄されます。

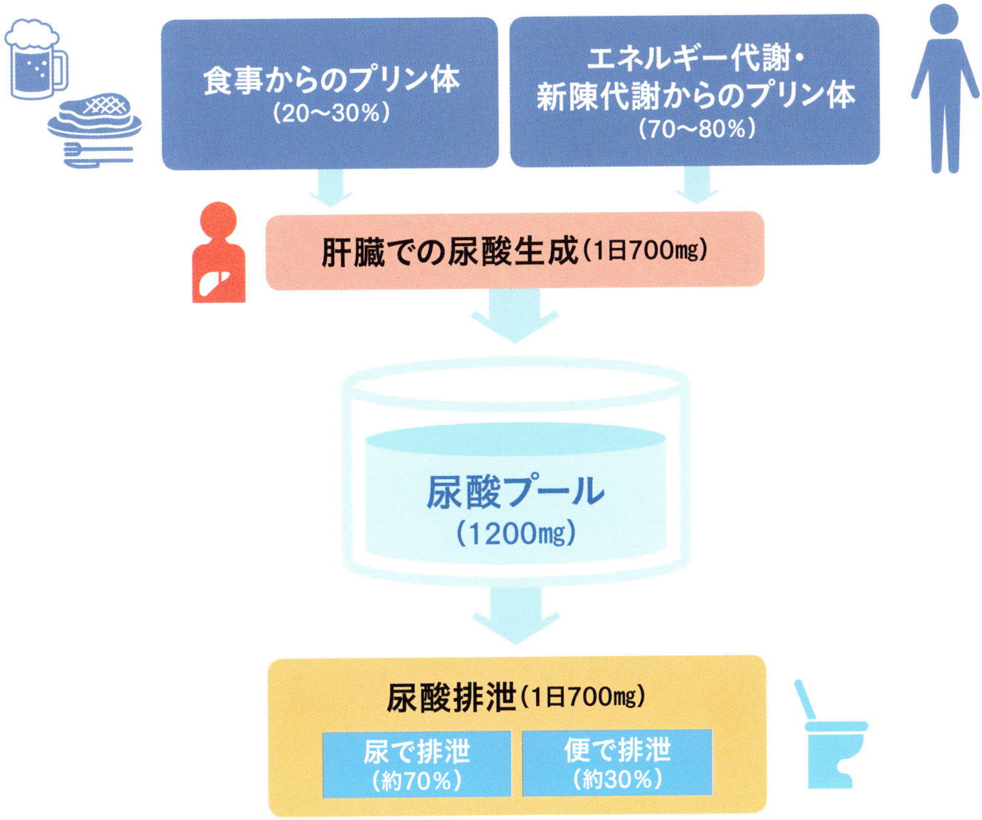

プリン体が代謝されて尿酸となる

そもそも尿酸とはなんでしょう？尿酸は人間が生命を維持し、活動している間はかならず体内で作られる物質で、プリン体の最終代謝産物です。プリン体は、エネルギー（※ATPなど）や遺伝子情報を伝える核酸の原料となる物質です。プリン体と聞くと食品を思い浮かべるかもしれませんが、食事から体内にとり込まれるプリン体は全体の20～30％で、残りはエネルギー代謝・新陳代謝によって体内で作られているのです。どちらも肝臓で分解されて尿酸が生成されます。

通常、体内には体液にとけた状態の尿酸が約1200㎎保たれており、「尿酸プール」と呼ばれています。1日に約700㎎の尿酸が体内で生成されますが、尿や便として、ほぼ同量が体外に排泄され、尿酸プールは一定に保たれています。

※ATP…アデノシン三リン酸

病気の基礎知識
2

尿酸値が高いとどうなるの？

痛風が起こるメカニズム

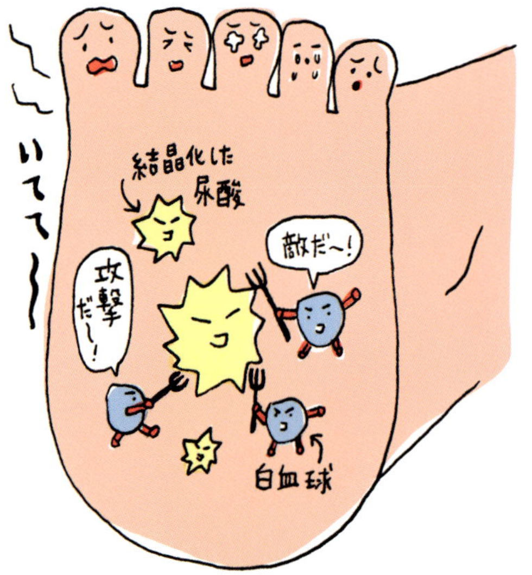

血中の高濃度の尿酸が
関節やその周囲に結晶化する。

↓

関節に沈着した結晶がはがれ落ちると、
白血球が見つけて攻撃する。

↓

痛風発作（はげしい炎症）

激痛！

激痛の痛風発作や関節の変形を起こすことも

尿酸は酸性の物質で、体液中では尿酸塩として存在しています。血清中の濃度が7.0mg／dLを超えると、飽和量を超えて結晶化しやすくなります。飽和量を超えた状態で、温度の低下や体液のpHの低下（酸性化）が起こると、結晶が析出※します。痛風とは、尿酸塩結晶が関節内に析出して起こる、激痛を伴う関節炎発作のことをいいます。これは、関節にたまりすぎた尿酸塩がはがれて関節液内に流れ出たものを、白血球が異物とみなして攻撃するため、炎症が起きて激痛が生じるのです。なんの前触れもなく突然起こることが多いのも特徴です。

※析出…液状の物質から固体状の成分が分離して出てくること。

高尿酸血症の怖い合併症

高尿酸血症は痛風を起こすだけでなく、命にかかわる病気につながることも。

脳梗塞・心筋梗塞

高尿酸血症にメタボリックシンドローム、糖尿病、脂質異常症、高血圧などの生活習慣病が合併。動脈硬化が進行すると、脳梗塞や心筋梗塞につながる。

慢性腎臓病・尿路結石

尿酸の結晶が腎臓の組織に沈着することで腎機能が低下し、腎障害を起こしたのちに機能不全に。また、尿酸の結晶が大きくなり、結石を作ることもある。

痛風発作はどこに出る？

足の親指のつけ根に出ることがよく知られているが、その他の関節などにも出るので要注意。

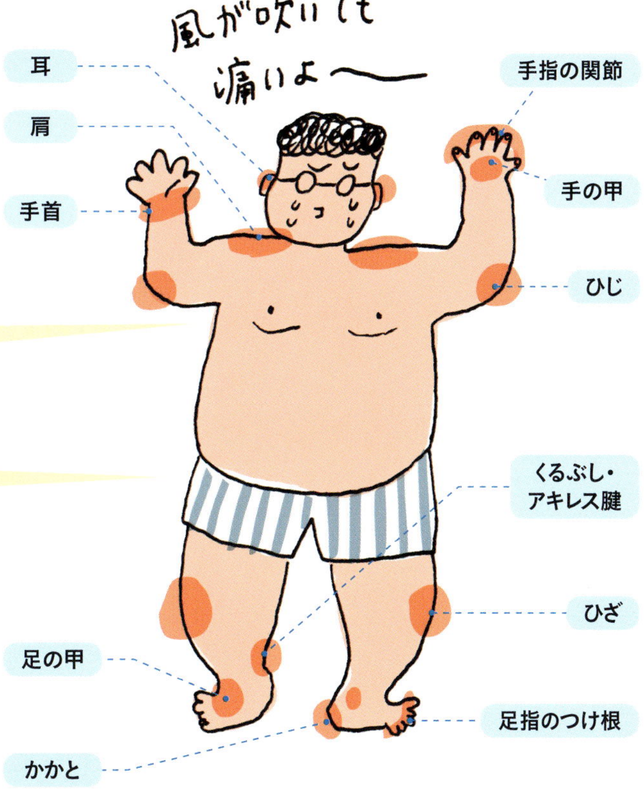

痛風発作は文字通り「風が吹いても痛い」といわれる激痛です。発作が起こると動けなくなることも。痛みが生じるのは、約9割が下肢、そのうちの約7割が足の親指のつけ根（第一中足趾節関節）です。尿酸は低温でとけにくいという性質があるので、血流が乏しい（冷えやすい）、運動量が多い（体液のpHが低下しやすい）末梢関節で結晶化しやすいのです。

痛風関節炎が起こる状態を改善せずにいると、関節のみならず皮下組織にも尿酸塩が蓄積し、手足の指、ひじ、ひざ、かかと、アキレス腱、耳などがコブ状に盛り上がることもあります。これを「痛風結節」といいます。炎症や痛みはありませんが、関節が変形し、動かしにくくなります。

ただ、高尿酸血症がかならずしも痛風に結びつくわけではないため、発作が出ない人は放置してしまうことも。しかし、高尿酸血症は腎障害や尿路結石などの合併症を引き起こすこともあるので、早めの治療が必要です。

病気の基礎知識 3

高尿酸血症の治療法

高尿酸血症の治療の考え方

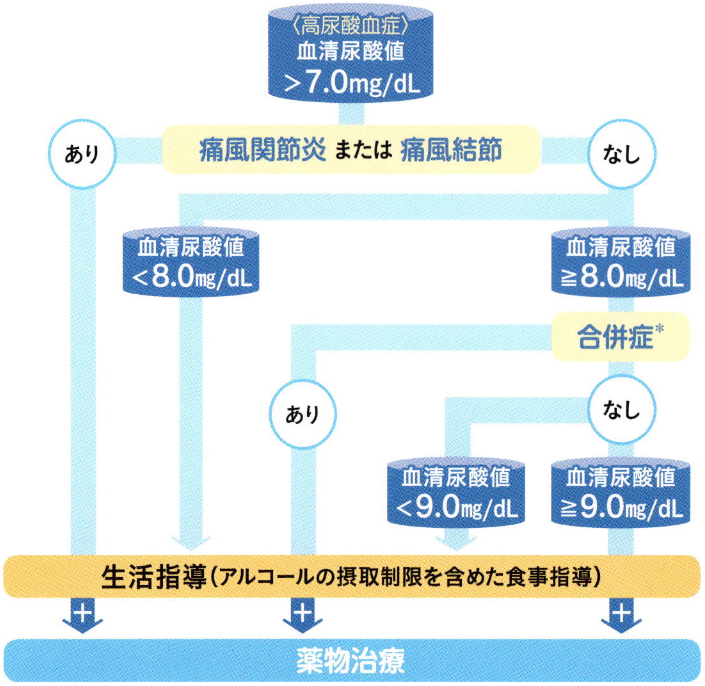

*腎障害、尿路結石、高血圧、虚血性心疾患、糖尿病、メタボリックシンドロームなど

日本痛風・核酸代謝学会ガイドライン改訂委員会編
『2019年改訂 高尿酸血症・痛風の治療ガイドライン第３版』「高尿酸血症」p.116,2018,診断と治療社より改変

Column

尿酸コントロールは一生続けましょう

薬物療法の目的は、まず尿酸値6.0mg/dL以下にすることです。目標範囲で維持できれば、薬を減らしたり、やめることも医師から提案されるでしょう。薬をやめても、尿酸コントロールはたいせつ。生活習慣を改善するとともに、定期的に尿酸値をチェックしましょう。

治療の目的は発作・合併症予防

高尿酸血症は、痛風発作以外にはっきりとした自覚症状はないといっても過言ではありません。そのため、健康診断で尿酸値の高さを指摘されたり、高尿酸血症と診断されたりしても、治療を始めない人が多くいます。また尿酸値は大きく変動するため、健康診断前の短期間だけ禁酒をしたり、食生活に気をつけて検査をしたら、平常値に戻っていたということもあります。そのため、治療の機会を逃してしまうのです。

高尿酸血症の治療は、まず尿酸値を下げ、痛風発作のほか、心臓の血管病などに関連する肥満、高血圧、糖尿病、脂質代謝異常などの合併症を防ぐことが目的です。治療法には2つの柱があ

尿酸降下薬の種類と特徴

	尿酸生成抑制薬	尿酸排泄促進薬
薬の働き	プリン体から尿酸を生成する酵素の働きをおさえることで、尿酸が体内で作られないようにする。	腎臓で尿酸が再び吸収されるのを防ぎ、排泄量を増やす。
薬の種類	アロプリノール、フェブキソスタット、トピロキソスタット	プロベネシド、ベンズブロマロン
処方される人	●おもに尿酸産生過剰型 ●腎障害や尿路結石がある人 ●副作用のために尿酸排泄促進薬が使えない人	●おもに尿酸排泄低下型 ●副作用のために尿酸生成抑制薬が使えない人
おもな副作用	●胃部不快感、吐きけが現われる場合も。 ●まれに発疹や肝機能障害が起こることも。	●胃部不快感、吐きけ、発疹、かゆみなどが現われる場合も。 ●まれに肝機能障害が起こることもある。

Column

痛風発作時の対処法

急性痛風関節炎の治療薬には、非ステロイド系抗炎症薬、コルヒチン、グルココルチコイドがあります。薬物以外の対処法として、患部をあげて負担をさけること、患部の冷却は痛みをやわらげる効果があります。

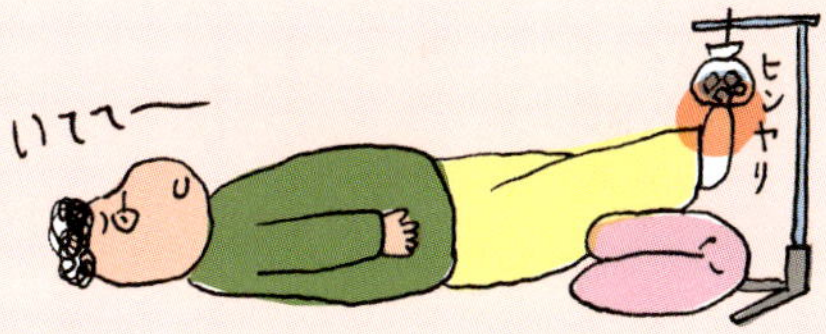

ります。１つは食生活の見直しに重点を置いた生活指導、もう１つは薬物療法です。

薬物療法は病型に合った尿酸降下薬で

生活指導については16ページ以降をご参照ください。ここでは、薬物療法について説明します。

薬物療法を開始する目安は、①痛風関節炎または痛風結節がある、②症状がなくても尿酸値が８㎎／dL以上で合併症がある、③合併症がなくても９㎎／dL以上、の場合です。

尿酸降下薬は、大きく分けると「尿酸生成抑制薬」「尿酸排泄促進薬」があります。最近では、患者さんの病型のタイプによって薬が処方されるほかに、尿酸生成抑制薬や尿酸排泄促進薬を併用する処方も有効であるといわれています。

痛風発作が起きたときの薬物治療はできるだけ早く開始し、軽快したら中止します。

生活のポイント 1

尿酸値を下げるためのセルフケア

高尿酸血症になりやすいのはこんな人

- 男性
- 肥満
- 高脂肪・高たんぱく質の食事が好き

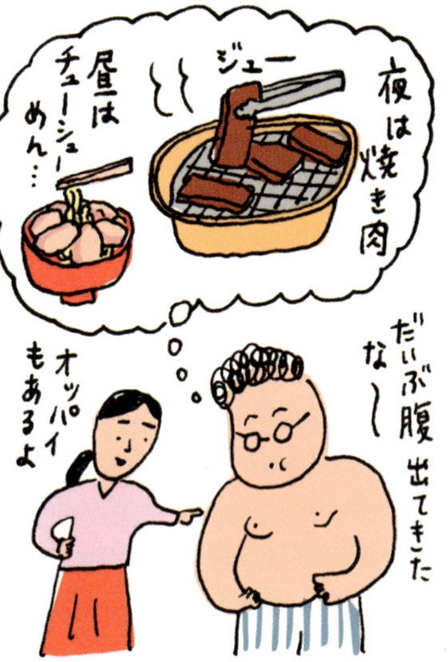

昼はチャーシューめん…
ジュー
夜は焼き肉
だいぶ腹出てきたなー
オッパイもあるよ

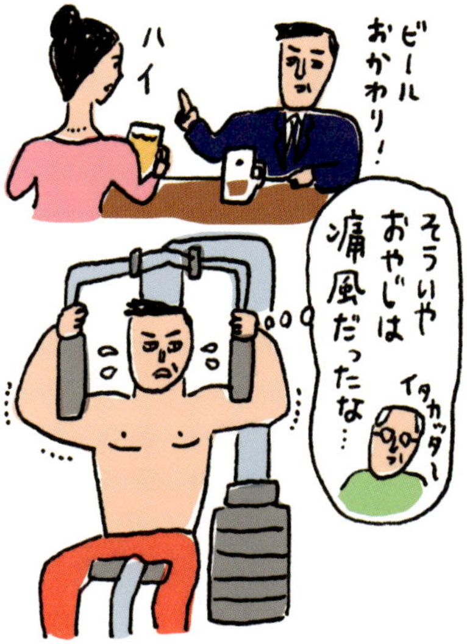

ビールおかわり!
ハイ
そういやおやじは痛風だったな…
イタカッタ〜

- お酒をよく飲む
- 激しい運動をしている
- 家族に痛風患者がいる

生活習慣の改善が最も重要

高尿酸血症の患者さんは、9割以上が男性です。以前は50〜60歳代だった発症のピークが最近は30歳代になりつつあります。高尿酸血症・痛風の発症には遺伝要因と環境要因がさまざまに関与しています。薬物療法の有無にかかわらず、生活習慣の改善が重要です。

生活習慣の改善の2大柱は、食事療法とアルコール制限。食事療法の中心は、以前はプリン体の制限でしたが、今は摂取エネルギーの制限に移行しています。高尿酸血症の患者さんに多い内臓脂肪型肥満の人は、まず肥満の解消を目指してください。そして尿酸の原料となるプリン体の量を増やさないこと、尿酸をより多く排泄させる食事を心がけましょう。

夏は痛風発作が起きやすい

夏は発汗やビールなどのアルコールの過剰摂取が原因で、痛風発作が起きやすい季節。水分を充分に補って。

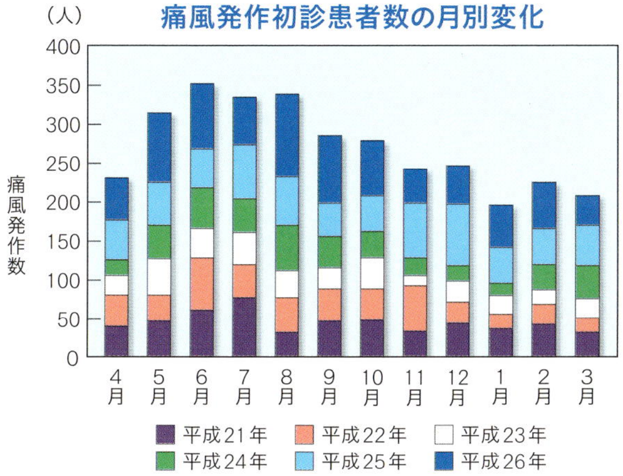

大山博司　大山恵子　諸見里仁：『痛風発作の季節性』日本臨牀.74；Suppl9,2016

Column

激しい運動は尿酸値を上げる

尿酸値を上げないためには、肥満を防ぐことも必要です。しかし、激しい運動は体内でのプリン体生成量を増やし、腎臓の尿酸排泄の働きを低下させるので逆効果。ウォーキングや水泳などの有酸素運動を、1日30分程度を目安にするのがよいでしょう。ただし、痛風発作があるときは、運動を控えてください。

水分をとって尿量を増やす

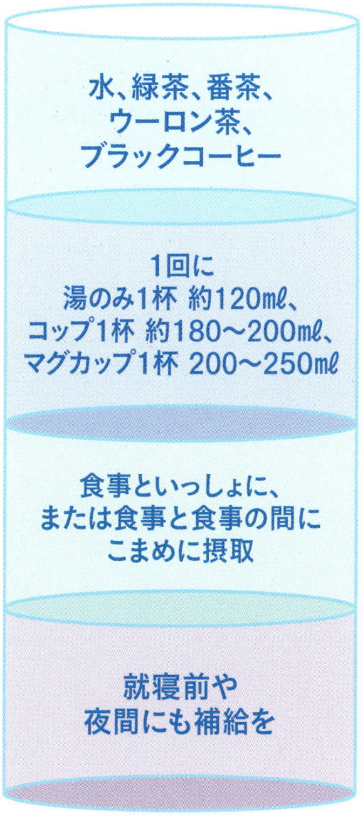

●ただし慢性腎臓病の人は、飲水量は医師に相談を

水分補給で尿をたくさん出す

最近注目されているセルフケアは「水分補給」です。尿酸の7割は尿として体外に排泄されます。つまり、水分を充分に摂取して尿量を増やせば、その分尿酸を多く排泄することができるのです。

高尿酸血症の人は、1日2ℓ以上の尿を出すことを目標にしてください。そのためには、こまめな水分補給が必要です。汗や便でも水分は出るので、1日2ℓ以上、水やお茶などをこまめに飲みましょう。ジュースやスポーツドリンク、砂糖入りのコーヒーなど、果糖やしょ糖を多く含む飲み物は、尿酸値を上昇させるので避けましょう。また、夏の暑い日は汗もたくさん出るので、その分水分摂取量を増やしましょう。コーヒーの摂取量が多いと痛風発症が低下することも報告されています。砂糖を入れずに適量を飲むことはよいでしょう。

生活のポイント 2

摂取エネルギー量を適正にする

高尿酸血症とメタボは親戚のようなもの

高尿酸血症は現在、メタボリックシンドロームの診断基準には含まれていないが、メタボの〝周辺兆候〟であることが示唆されている。

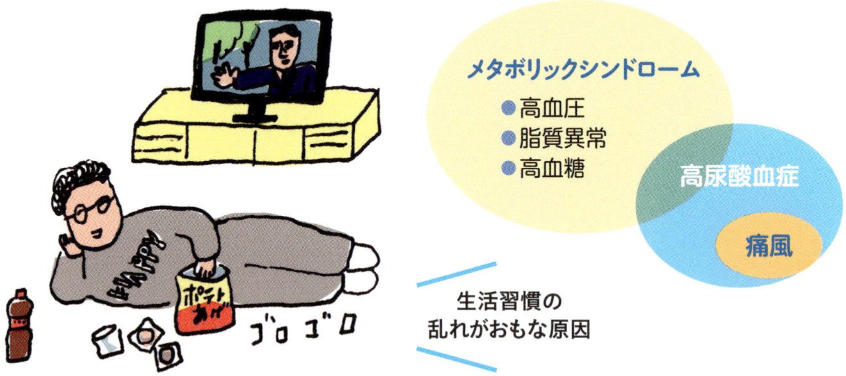

あなたの肥満度をチェック

BMI※ (kg/m^2) ＝ **体重**(kg) ÷ **身長**(m) ÷ **身長**(m)

※ＢＭＩ（body mass index）は体格指数のこと。体重（kg）÷身長（m）^{2}で求められる。
18.5以上25未満が普通体重、25以上が肥満。

● **Aさん男性48歳、身長168㎝（1.68m）、体重70kg、デスクワークの場合**

AさんのＢＭＩは70kg÷1.68m÷1.68m≒24.8（kg／㎡）で普通体重となります。

肥満と高尿酸血症の密接な関係

肥満、特に内臓脂肪の蓄積に伴って、血清尿酸値は上昇します。血清尿酸値が高いほどメタボリックシンドロームの頻度は高く、またメタボリックシンドロームの因子数が多いほど血清尿酸値は高くなります。

若いころと食生活はかわらないのに、30歳を超えてから太りやすくなったという声をよく聞きます。中年になると、だれでも基礎代謝（心臓を動かしたり、消化吸収を行なったりするなど、生きるために必要な基本的なエネルギー）が減少するため、同じ食生活をしていても太りやすくなるのです。

性別、年齢、身体活動量などを考慮した、一人一人に適正なエネルギー量の摂取が重要となります。

1日の適正エネルギーを計算しよう

1 自分の標準体重を知る

標準体重（kg） ＝ 身長（m） × 身長（m） × 22※

※BMI（kg/㎡）＝22は標準体重　●Aさんの場合：標準体重は1.68m×1.68m×22≒62kg

2 1日の適正エネルギー量を計算する

適正エネルギー量（kcal） ＝ 標準体重（kg） × 30（kcal）

●Aさんの場合：1日の適正エネルギー量は、62kg×30kcal＝1860kcal

身体活動量別のエネルギー量（標準体重1kgあたりのエネルギー量）

軽い労作（デスクワークなど）	普通の労作（立ち仕事が多い）	重い労作（力仕事が多い）
25～30kcal／kg	30～35kcal／kg	35kcal／kg

自分に適正なエネルギー量を知る

一日に必要なエネルギー量は、標準体重1kgあたり25～30kcalが目安です。通常は男性で1日1600～2000kcal、女性で1400～1800kcalの範囲内です。

BMIの値が25以上、つまり肥満の人は、月に1～2kg程度の減量を目標に、標準体重に近づけましょう。

一度に体重を落とそうと厳しいエネルギー制限を行なうと、体脂肪がエネルギー源として利用され、ケトン体の産生が高まります。血液中のケトン体濃度が高まると尿酸排泄が抑制されるため、一時的に尿酸値が上昇することがあるので注意が必要です。

また、食事で摂取する脂質量が多いのも問題です。酸性代謝産物が生成され、尿への尿酸排泄が阻害されます。脂質は、エネルギー比率として20～25%程度におさまるよう、食事内容に配慮しましょう。

食生活のポイント
1

プリン体とのつき合い方

プリン体は完全除去できない

11ページでプリン体が代謝されて尿酸になるという説明をしましたが、尿酸値が高い人は絶対にプリン体を食べてはいけないと思っていませんか？

プリン体は細胞の核酸を構成しているので、ほとんどの食品に含まれます。そのため、完全に除去した食事にするのは困難です。

しかし、プリン体をなるべく避けることは可能です。プリン体の1日の摂取量は400㎎を超えないようにしますが、肉や魚の量が多い高たんぱく質の食事は高プリン体食となるため、注意が必要です。

一日のたんぱく質量の目安は、標準体重1kgあたり1.0～1.2gとなり、成人男性で約60～80gです。

たんぱく質のとりすぎに注意しましょう

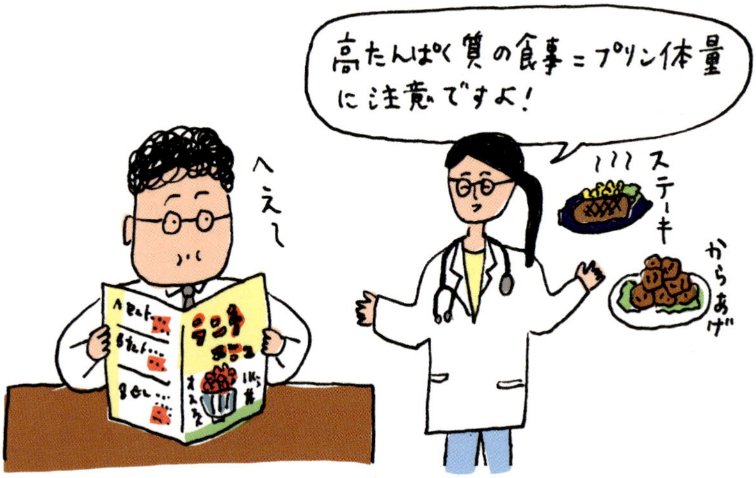

高たんぱく質の食事＝プリン体量に注意ですよ！
へえ〜
ステーキ
からあげ

外食やコンビニを利用するときは、肉や魚のメガ盛りや特大は避けましょう

牛丼などのメガ盛り、デカ盛りと呼ばれるものは、肉の量が通常の約３倍もあります。肉や魚は食べすぎるとプリン体のとりすぎになるので、１回に食べる量は60～80ｇぐらいを心がけましょう。特大ハンバーグや、焼肉、しゃぶしゃぶ、すしの食べ放題も、肉や魚を食べすぎるので要注意。

プリン体が多い食品、少ない食品

とても多い
300㎎以上／100g

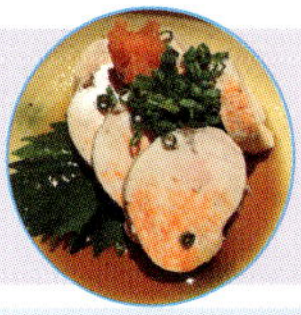

・鶏レバー
・マイワシの干物
・イサキ、フグ、タラの白子
・アンコウの肝

多い
200〜300㎎／100g

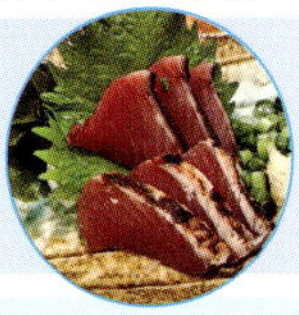

・豚レバー
・牛レバー
・カツオ
・マイワシ
・大正エビ
・マアジの干物
・サンマの干物

少ない
50〜100㎎／100g

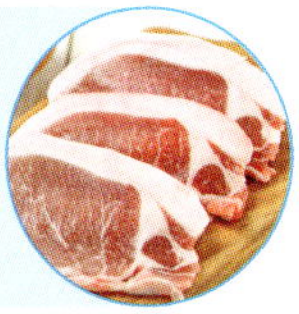

・ウナギ
・ワカサギ
・豚ロース
・豚バラ
・牛肩ロース
・牛タン
・マトン
・ボンレスハム
・プレスハム
・ベーコン
・つみれ
・ほうれん草
・カリフラワー
・ブロッコリー

とても少ない
50㎎以下／100g

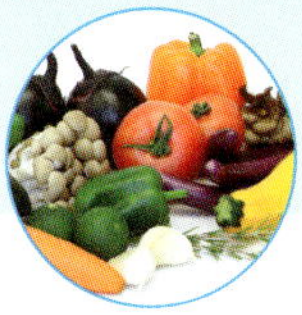

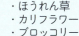

・コンビーフ
・魚肉ソーセージ
・かまぼこ
・焼きちくわ
・さつま揚げ
・数の子
・スジコ
・ウインナソーセージ
・豆腐
・牛乳
・チーズ
・バター
・鶏卵
・とうもろこし
・じゃが芋
・さつま芋
・米飯
・パン
・うどん
・そば
・果物
・野菜類全般
・きのこ類
・海藻類

日本痛風・核酸代謝学会ガイドライン改訂委員会編
『2019年改訂 高尿酸血症・痛風の治療ガイドライン第３版』「生活指導」p.142,2018,診断と治療社より作成

Column

**意外にもプリン体が多い！
健康食品に要注意**

ビール酵母製品、ＤＮＡ／ＲＮＡ、クロレラ、スピルリナ、ローヤルゼリーなどにはプリン体が多く含まれています。高尿酸血症の人が、これらを含有した健康食品を日常的に摂取する場合は注意が必要です。食品の成分表示を確認、持参し、かかりつけの医師に相談しましょう。

高プリン体食品はなるべく避ける

100gあたり、プリン体を200㎎以上含むものを「高プリン体食品」と呼び、鶏・豚・牛のレバーや魚介類の内臓、魚の干物などがあげられます。フグやタラの白子もプリン体が多いことが報告されています。

　また、煮干しや鶏ガラ、豚骨などのだしやスープ、うま味成分の一種であるイノシン酸を含む化学調味料も注意が必要です。

　一方、プリン体の少ない食品としては、米やパン、魚や肉の加工品、大豆製品、鶏卵、乳製品、野菜類、海藻、きのこ、果物があります。ただし、魚や肉の加工品は食塩量や脂質量が多いので、とりすぎないようにしましょう。鶏卵はコレステロールが多いので1日1個まで。乳製品、特に低脂肪の乳製品は血清尿酸値を低下させ、痛風のリスクを減少させることがわかってきているので、積極的に摂取しましょう。

食生活のポイント
2

尿をアルカリ化する食品をとる

尿がアルカリ化すると尿酸値が下がる

pH値が上がる＝アルカリ化すると同じ量の尿にとける尿酸の量が増えるため、体の外に出せる量が増えて血中濃度が下がることが期待できる。

尿のpHにおける尿酸の溶解性
（150 mM Na溶液中）

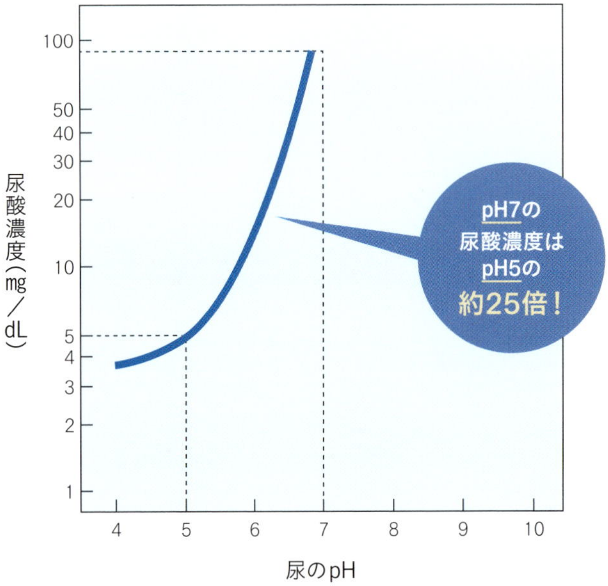

清水徹　他：『尿酸の溶解性と高尿酸血症における尿pHの調節について（第2報）』尿酸5（2）:1982 より改変

アルカリ化した尿に尿酸をとかして排泄

健康な人は、毎日体内で作られる尿酸のうち、約700㎎を尿や便などで排泄しますが、そのうち約7割は尿からの排泄です。尿酸は酸性なので、アルカリ性の液体にとけやすいという性質があります。通常、尿は弱酸性ですが、尿をアルカリ化する働きのある食品を摂取することで尿酸が尿にとけ、スムーズに排泄できるのです。尿のpHは6.0以上7.0未満の維持が目標です。

本来、弱酸性であるはずの尿が酸性に傾いている人もいます。食事で肉類、魚介類、アルコール飲料を多くとる人です。酸性の尿では尿酸がとけずに残り、結晶化して結石ができやすくなります。検査のときには、採血だけでなく医師に検尿も依頼しましょう。

尿をアルカリ化する食品と酸性化する食品

アルカリ度	高い	ひじき、わかめ、こんぶ
		干ししいたけ、大豆、さやいんげん
		ほうれん草、ごぼう
		さつま芋、にんじん
		バナナ、里芋
		キャベツ、メロン
		大根、かぶ、なす
	低い	じゃが芋、グレープフルーツ
酸度	低い	大正エビ
		アナゴ、芝エビ
		イワシ、カレイ
		サンマ、アジ、カマス
		精白米、ブリ、マグロ
		鶏肉、カツオ、アサリ、ホタテ
		牛肉、サバ
		豚肉
	高い	卵

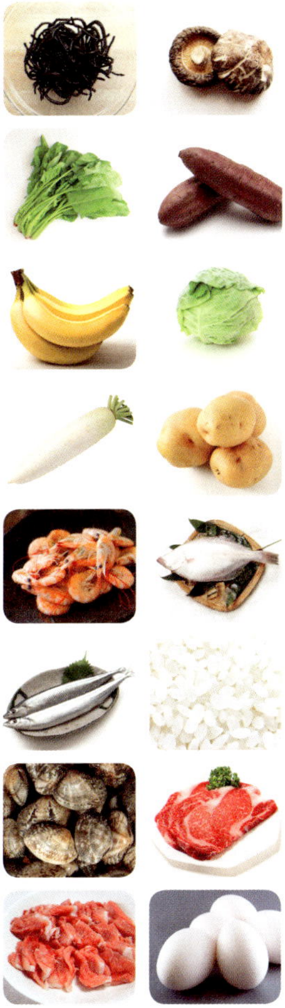

尿をアルカリ化するおすすめ食品

具体的にどのような食品がよいのでしょう(上の表)。尿をアルカリ化するおもな食品は、海藻や野菜です。

海藻や野菜は、含有するプリン体自体が少ないうえに、尿をアルカリ性に傾け、尿酸の尿中溶解度を高めます。

また、心臓や腎臓に障害がなければ、体内の余分なナトリウムを排泄する働きのあるカリウムが多い野菜や海藻類を積極的に摂取しましょう。

野菜に含まれるビタミンCや食物繊維は尿酸値を下げると報告されています。1日の野菜の摂取量は350gが目安なので、1回の食事で100～120gはとりたいもの。肉や魚がメインのおかずのつけ合わせにしたり、みそ汁やスープの具にしたり、お浸しやサラダ、煮物にしたりと、さまざまな調理法をとり入れて、飽きのこない食べ方をしましょう。海藻や野菜はエネルギー量が低いのもうれしいところです。

食生活のポイント
3

食塩摂取量、果糖に気をつけよう

減塩の強い味方

香味野菜

しょうが、ねぎ、
青じそ、にんにく、
ハーブ類など

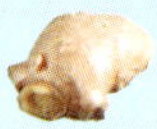

香辛料

こしょう、
粉ざんしょう、
とうがらしなど

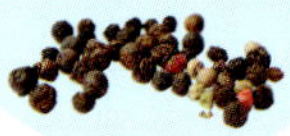

酸味

酢、
レモンなどの
柑橘類、トマト、
ヨーグルト
など

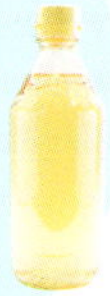

▶ 料理に風味がつき、味に深みが増す。　▶ 味のバリエーションが広がる。

減塩できる料理・食べ方

- 塩蔵品、加工食品、干物、味つけ缶詰めなどは避ける。
- めん類は汁なし（焼きうどん、焼きそばなど）、つけめんが◎。汁そばは、できるだけ汁を残して。
- 料理になるべく味を浸透させない。
- かけじょうゆでなく、つけじょうゆにする

マッシュポテトより粉吹き芋、煮物より焼き物、刺し身、あえ物に。煮物はいため煮で、油で具材をコーティング。炊き込みごはんよりおにぎりが◎。味をしみ込ませず、表面に味をつけましょう。

Column

栄養成分表示をチェック！

外食やコンビニ食、総菜や加工食品を買うときは、メニューやパッケージの栄養成分表示を確認し、食塩相当量を見てみましょう。食塩相当量の表示がないときは、以下の計算式で、ナトリウムから食塩相当量を計算することができます（ナトリウムはmg表記とg表記があるので要確認）。

食塩相当量(g)＝ナトリウム量（mg）×2.54÷1000

減塩を心がけ合併症に注意

高尿酸血症の人は血圧が高いことが多く、動脈硬化や腎機能の低下が進行しやすくなります。

高尿酸血症のみを指摘されている場合、食塩摂取量は、男性は1日7.5g未満、女性は6.5g未満を目安としましょう。高血圧、腎疾患、心臓疾患を合併している人は、男女問わず6.0g未満におさえます。

食塩制限の工夫として、一般的には料理でだしをきかせることがすすめられますが、だしにはプリン体が多いために注意が必要です。だしを控えても料理をおいしくするには、新鮮な食品を使用し、酸味や香辛料、香味野菜などで味や風味をつけ、バリエーションを増やすのがおすすめです。

意外と多い！ 飲み物に含まれる果糖・しょ糖

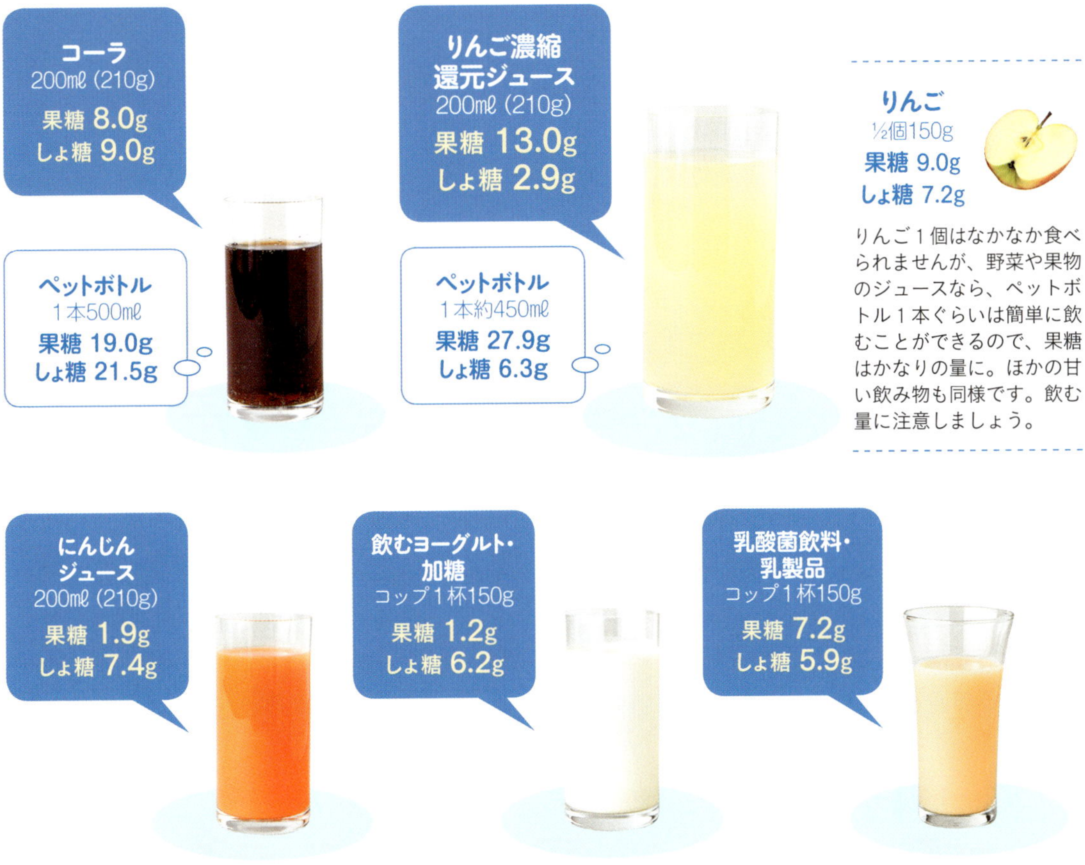
コーラ
200mℓ（210g）
果糖 8.0g
しょ糖 9.0g
ペットボトル
1本500mℓ
果糖 19.0g
しょ糖 21.5g
りんご濃縮還元ジュース
200mℓ（210g）
果糖 13.0g
しょ糖 2.9g
ペットボトル
1本約450mℓ
果糖 27.9g
しょ糖 6.3g
りんご
½個150g
果糖 9.0g
しょ糖 7.2g
りんご1個はなかなか食べられませんが、野菜や果物のジュースなら、ペットボトル1本ぐらいは簡単に飲むことができるので、果糖はかなりの量に。ほかの甘い飲み物も同様です。飲む量に注意しましょう。
にんじんジュース
200mℓ（210g）
果糖 1.9g
しょ糖 7.4g
飲むヨーグルト・加糖
コップ1杯150g
果糖 1.2g
しょ糖 6.2g
乳酸菌飲料・乳製品
コップ1杯150g
果糖 7.2g
しょ糖 5.9g

出典：『糖質早わかり』（女子栄養大学出版部）、「日本食品標準成分表2020年版（八訂）炭水化物成分表編」（文部科学省）

果糖をとりすぎない

ふだんの食生活でぜひ気をつけてほしいのが、果糖（フルクトース）のとりすぎです。果糖は、体内で尿酸の生成を促進することがわかっています。果物を1日100～200g摂取する場合は問題ありませんが、注意したいのは甘い飲み物。飲料によく使用される「コーンシロップ」は「果糖ブドウ糖液糖」といい、大部分が果糖です。市販のジュースやスムージーを飲む場合は、1日コップ1杯程度（120～150mℓ）が限度です。尿酸値が気になる人は、運動や入浴で汗をかいたときも、スポーツドリンクでのどを潤すのは避けたほうがよいでしょう。また、ジュースだけでなく、甘味のある酒類やめんつゆ、調味だれなどにも果糖は入っています。

しょ糖は、ふだん料理に使う砂糖の主成分で、ブドウ糖と果糖を結合させたものなので、こちらも使いすぎにはご注意ください。

食生活のポイント 4

アルコールとじょうずにつき合う

飲酒が尿酸値を上げる理由

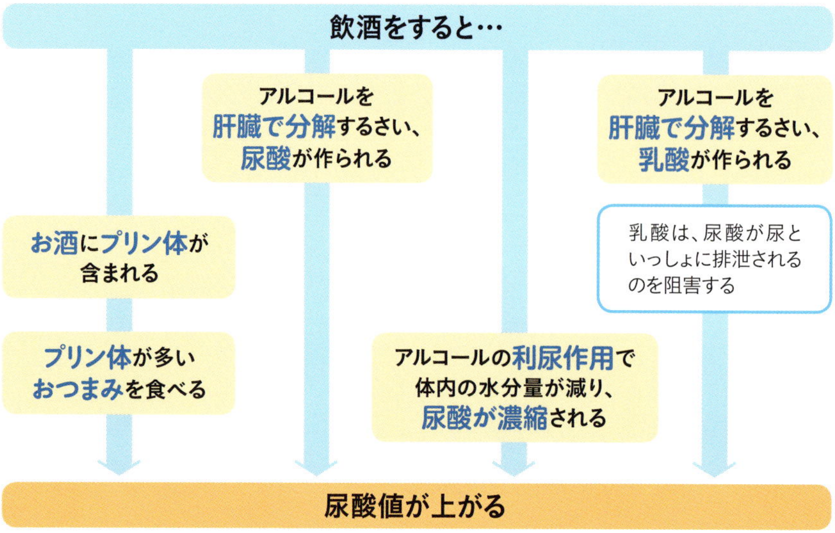
飲酒をすると…
お酒にプリン体が含まれる
プリン体が多いおつまみを食べる
アルコールを肝臓で分解するさい、尿酸が作られる
アルコールの利尿作用で体内の水分量が減り、尿酸が濃縮される
アルコールを肝臓で分解するさい、乳酸が作られる
乳酸は、尿酸が尿といっしょに排泄されるのを阻害する
尿酸値が上がる

アルコールに含まれるプリン体量の目安量

種類	100mℓ中の総プリン体量（mg）
地ビール	4.6〜16.7
ビール	3.3〜9.8
発泡酒	1.1〜3.9
日本酒	1.2〜1.5
ワイン	0.4〜1.6
ブランデー	0.4
ウイスキー	0.1〜0.3
焼酎（25%）	0.0

ビールは味わいの濃厚なものほど、プリン体が高い。

日本痛風・核酸代謝学会ガイドライン改訂委員会編
『2019年改訂 高尿酸血症・痛風の治療ガイドライン第３版』データより

アルコールは尿酸値を上げる

お酒好きの人が尿酸値の高さを指摘されると、「ビールをやめてプリン体が少ない発泡酒にしよう」「焼酎にすればだいじょうぶ」といっていたりしますが、これは大きな勘違いです。お酒の中でもビールがプリン体を多く含むことは事実ですが、それ以前にアルコール自体が尿酸値を上昇させるため、お酒の種類をかえればよいという話ではありません。

アルコールは体内で分解されるときに尿酸を生成します。さらにそのとき作られる乳酸の作用で、尿酸が排泄されにくくなるのです。尿酸値を下げたいなら禁酒をするのがベストですが、むずかしい場合は適量を守ることがたいせつです。

種類別・飲酒適正量の目安

１日に純アルコールで20gが適量とされている。〈　〉内はアルコール度数。
度数によって適量の目安はかわる。

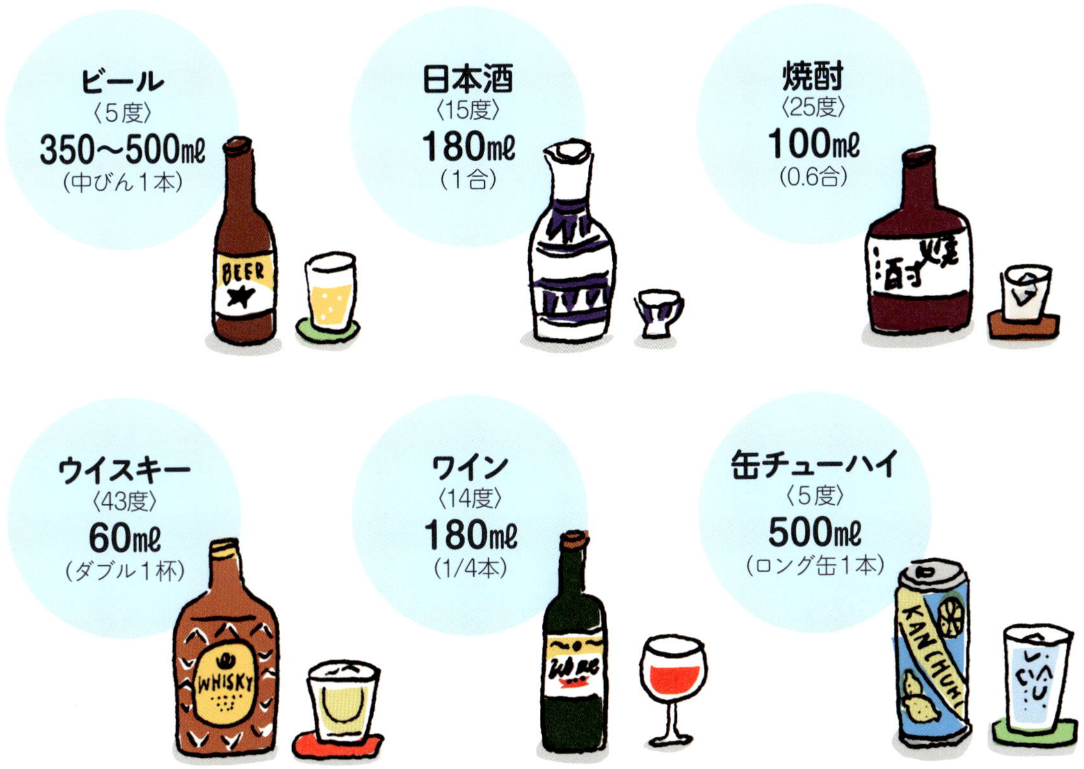
ビール
〈5度〉
350〜500mℓ
（中びん1本）
BEER
日本酒
〈15度〉
180mℓ
（1合）
焼酎
〈25度〉
100mℓ
（0.6合）
焼酎
ウイスキー
〈43度〉
60mℓ
（ダブル1杯）
WHISKY
ワイン
〈14度〉
180mℓ
（1/4本）
缶チューハイ
〈5度〉
500mℓ
（ロング缶1本）
KANCHUHI

どんな種類も飲みすぎはNG

1日37・5g以上の純アルコールをとる人は、とらない人に比べて、痛風発作の起こる確率が2.6倍であることがわかっています。痛風発作を起こさないためにも、上記の目安を参考にお酒は適量に。週に2日ぐらいは休肝日を設けることも必要です。

　お酒好きの人に尿酸値が高い人が多い理由は、おつまみにも原因があります。魚の干物やレバーの焼きとり、あん肝など、お酒に合うおつまみはプリン体が高いものが多いのです。さらに、アルコールの作用で食欲も増進していますから、いつもよりついつい食べすぎてしまうということも。尿酸値が上昇する要因がたくさんあるのです。

　また、アルコールには利尿作用があるので体内での尿酸値は高くなるばかり。お酒といっしょに水やお茶を用意して、そちらも飲むようにするとよいでしょう。

食生活のポイント
5

外食でも食事療法はできる

外食やコンビニ食でのバランスアップ3か条

1 毎日同じ店を利用しない

働き盛りの男性は、行きつけのお店で毎日同じメニューを食べる、という人も多いかもしれません。それでは栄養が偏ってしまうので、お店をかえたり、メニューをかえたりして、さまざまな食品から栄養をとりましょう。

2 ごはんを残す勇気もたいせつ

外食や市販の弁当はボリューム重視。たとえば、お弁当のごはんの平均的な量は250〜300g。中サイズのごはん茶わん１杯は約150〜180gなので、完食するとかなりのエネルギー過多に！　健康のためには、ごはんを残したり、オーダーできる場合は「ごはん少なめ」で注文しましょう。

3 1日or1週間で栄養バランスキープ

毎食、栄養バランスが完璧な食事をとるのはむずかしいもの。そこで１週間単位で調整するのがおすすめです。「ランチが丼物だったら、夕食は主食を少なくする」「金曜日の飲み会で油っこいおつまみを食べたら、週末は野菜中心の食事にする」など、こまめに軌道修正しましょう。

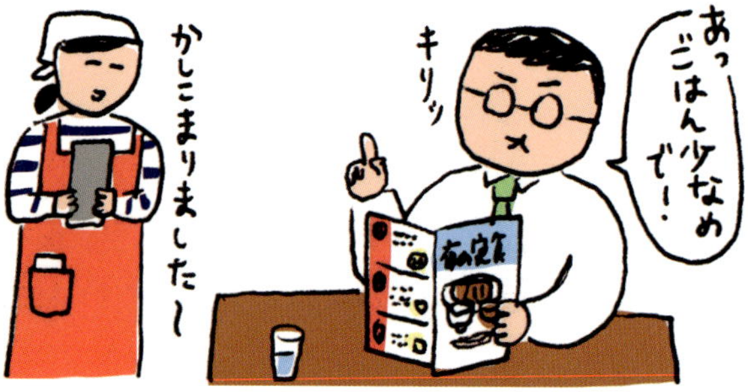
かしこまりました〜
キリッ
あっごはん少なめで！

食事の基本、3本柱を守る

忙しいと、どうしても自炊よりも外食やコンビニ食が多くなりますが、工夫しだいで食事療法は可能です。まずは、次の3つの食事の基本を守りましょう。1つ目は、エネルギー摂取量を守ること。18ページで説明したように、食べすぎないことがたいせつです。2つ目は、主食（ごはん・パン・めん）、主菜（肉・魚・卵・大豆製品）、副菜（野菜・芋・きのこ・海藻）をそろえること。外食やコンビニ食では、おにぎりやサンドイッチ、丼物など主食が多くなりがちです。偏りに注意してください。3つ目は野菜をたくさん食べること。1日350g以上が目標ですが、外食では計量はむずかしいので、野菜を積極的に食べることを心がけましょう。

外食のメニュー選び具体例

まずは食品や料理の栄養表示を見て、エネルギー量が低いものを選択。
栄養表示のチェックが負担ならば、単品料理より定食を選んで。

コンビニ

明太マヨおにぎりより高菜おにぎりを

具にマヨネーズがからめてあるものは高エネルギー。タラコや明太子はプリン体も多いので要注意。

ポテトサラダサンドよりミックスサンドを

ポテトサラダサンドは糖質と脂質が中心。ハムや卵、野菜を具にしたものを選ぼう。

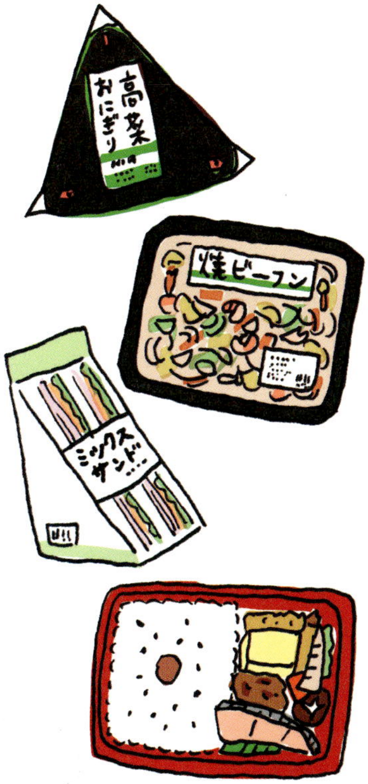

もりそばより焼きビーフンを

焼きビーフンは、エネルギー量は高いが、具だくさんなのでおすすめ。もりそばを選ぶなら、ゆで卵やほうれん草のごまあえなどを追加して。

から揚げ弁当より幕の内弁当を

おかずの品数が多いものがおすすめ。幕の内弁当の中でも、焼魚が主菜のものを選ぶ。

Column

サラダドレッシングの選び方

サラダのドレッシングは、マヨネーズやサウザンドアイランドドレッシングより和風タイプを選んで。1回量15g程度でエネルギーは2倍以上異なります。和風で、さらにノンオイルならベスト。

少しの工夫で効果がアップ

メニューの選び方や食事の仕方をふだんとかえることも効果的です。

たとえば定食（主食・主菜・副菜）のような食事の場合、主菜で肉や魚を80～100g使っていると、1食分のプリン体は約140～180mgになるといわれています。肉や魚のかわりに、豆腐や納豆、卵を使った料理を主菜にすると、1食分のプリン体はかなりおさえられるのでおすすめです。

さらに1日3食のうち、栄養バランスのとれた定食のような食事を1日2回、あとの1回をプリン体が少ない食品を使った軽めの食事にするとよいでしょう。

それでも、外食やコンビニ食で毎日の栄養バランスを完璧にするのはむずかしいものです。毎食完璧を目指すのではなく、1週間単位で栄養バランスをととのえるようにすると、気持ちもラクになります。

外食〈和食〉

丼物は、牛丼より**親子丼**を

牛丼より親子丼のほうが、エネルギー量が低い。卵はプリン体が少ない食品。

定食は、豚肉しょうが焼き定食より**焼魚定食**を

エネルギー量や脂質の種類を考えると魚の定食がおすすめ。中でもアジ、サンマ、サバの定食が◎。

めん類は、たぬきうどんより**きつねそば**を

そばとうどんで悩んだらそばを。油揚げや卵を使ったきつねそばや卵とじ、野菜が多い山菜そばもおすすめ。

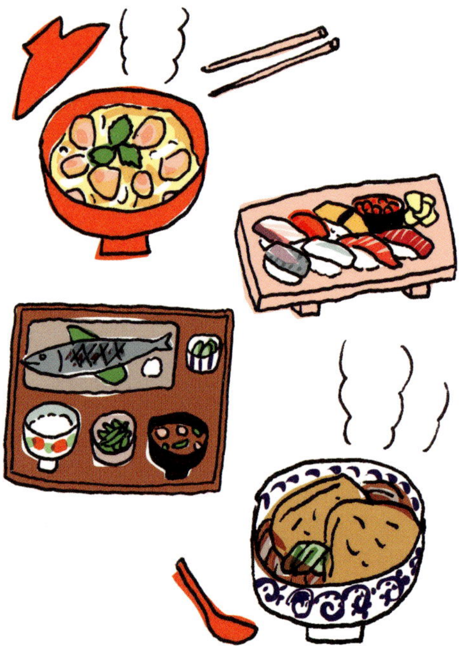

すしは、ちらしより**にぎり**を適量で

ちらしずしは、にぎりずしよりもごはんの量が多いので、エネルギー量が高くなる。にぎりずしを選ぶときは、好きなネタに偏らずに10〜12貫を目安に。

外食〈洋食〉

セットメニューは、ハンバーグより**ヒレステーキ**を

ハンバーグは、濃いソースの場合はエネルギー量が高い。ステーキはサーロインよりヒレを塩・こしょうのシンプルな味つけで。

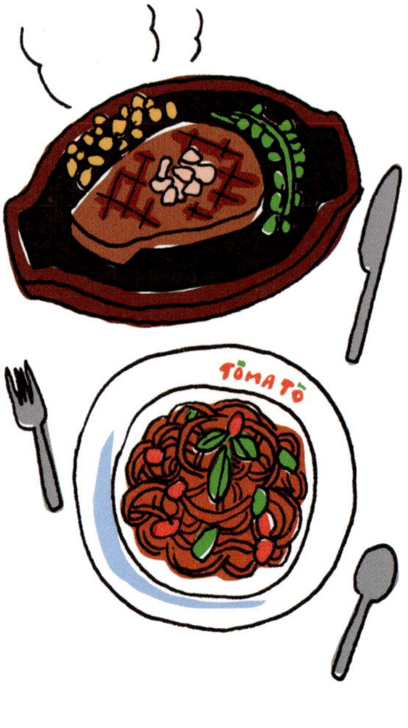

パスタは、ペペロンチーノより**トマトソース**を

野菜がとれるフレッシュトマトソース系がおすすめ。ただし、揚げたなすやベーコン入りは高エネルギーになるので要注意。

Column

ファストフードでのサイドメニューの選び方

ハンバーガーのサイドメニューは、フライドポテト＋コーラよりも、野菜サラダ＋ブラックコーヒー（またはウーロン茶）を。ポテト＋コーラは脂質と糖質が圧倒的に多く、エネルギー量が200〜300kcal増えます。

外食〈中華〉

ギョーザより**シューマイ**を

同じような食材ならば、「焼く」より「蒸す」料理のほうがエネルギー量が低い。ただし、どちらも炭水化物が多いので、ラーメンなどのサイドメニューとして選ぶのは控えて。

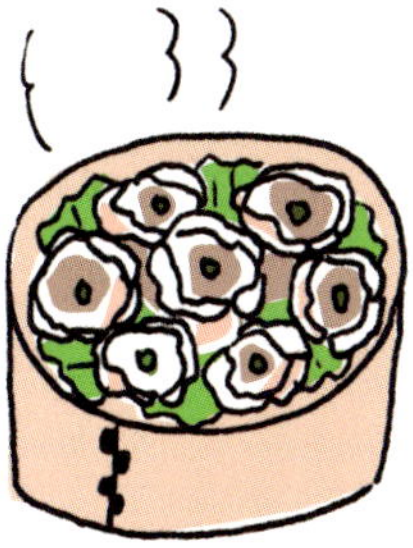

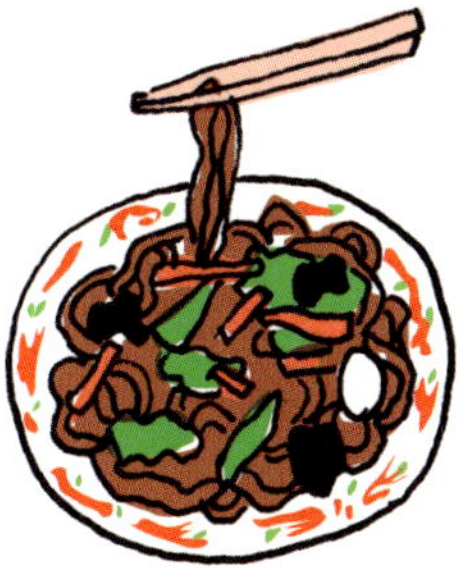

チャーハンより**五目中華そば**を

具材が多い五目中華そばを、汁を残してエネルギー量と塩分を調整したい。

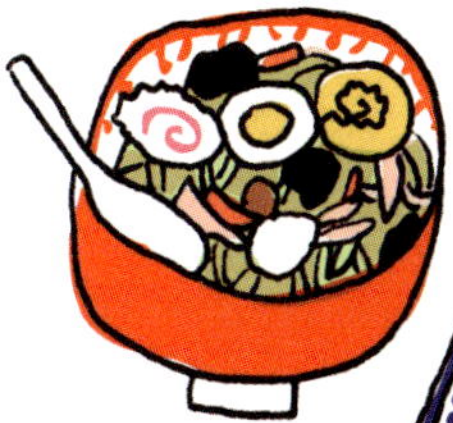

定食は、青椒肉絲《ちんじゃおろーすー》より**家常豆腐《ちあちゃん》**を

エネルギー量はほぼ同じくらいだが、大豆製品と野菜のいため料理のほうがプリン体は少ない。

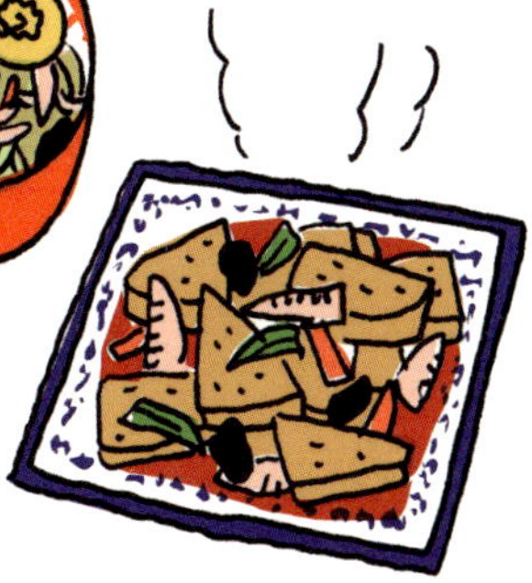

めん類は、チャーシューめんより**焼きそば**を

焼きそばは、野菜が多くて汁が少ないので、ほかのめん類よりエネルギー量が低く、減塩も可能。めんを揚げたかた焼きそばは、脂質が多いのでNG。夏場なら冷やし中華(酢じょうゆ味)も可。豚骨系ラーメンはプリン体が多いので注意して。

居酒屋

Column

夕食が夜遅くなる人のメニュー選び

「仕事が忙しくて夕食が遅くなってしまう！」という人は、夜遅くに1食分をしっかり食べるより、夕方と帰宅後に少量ずつ分けて食べたほうが、体に負担をかけません。

おすすめは、夕方に「おにぎり（または肉まん）+具だくさんのインスタントスープ」や「野菜の多いサンドイッチ+牛乳」などを食べ、帰宅後は、主食は控え、魚や大豆製品、卵がメインの油控えめな主菜と、野菜の副菜をとるようにします。帰宅が就寝直前になるときは、カフェオレ(砂糖なし)、コーンスープ、野菜のみそ汁などで空腹をまぎらわせて。

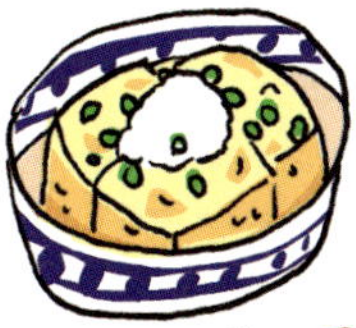

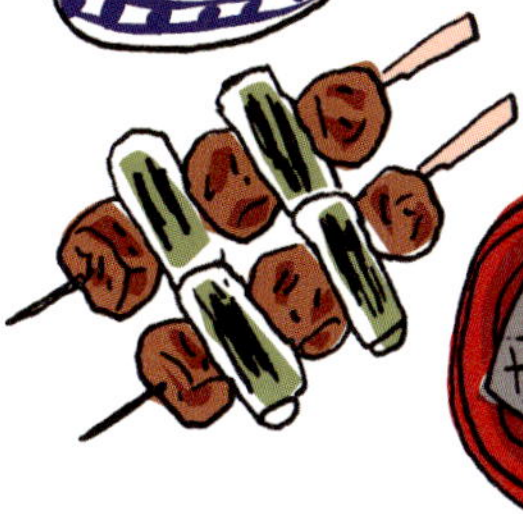

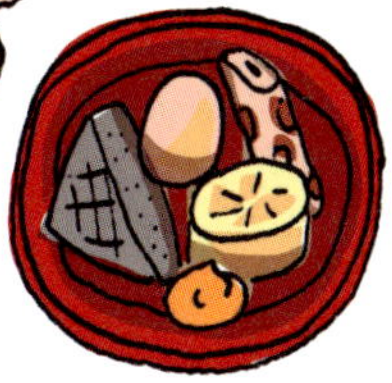

揚げ物は、から揚げより**揚げ出し豆腐**を

ボリュームのある揚げ物を食べたいときは、肉よりプリン体が少ない大豆製品のものを。

焼きとりは、レバーより**ねぎま**を

レバーは、エネルギー量は低いが、プリン体が多い。

なべ料理より**おでん**を

おでんの練り製品はプリン体が少ない。大根やこんにゃく、卵などと合わせましょう。ただし、おでんは食塩相当量が多いので、食べすぎには注意を。

痛風・高尿酸血症のQ&A

治療や薬の不安について、主治医には聞きにくいあれこれを菅野先生にお答えいただきます。

Q 尿酸値を下げる薬に副作用はありますか？

A 最も多い副作用は、肝機能障害です。そのため、内服を始めたら一度、血液検査をする必要があります。

以前から使われている薬剤は安価ですが、肝機能障害のほかに、いくつかの副作用があります。アロプリノールは皮疹や骨髄抑制（貧血や血小板減少）などに注意が必要です。またベンズブロマロンは尿路結石などを起こすことがありますが、これは尿をアルカリ性に保つことで、ある程度予防が可能です。

Q 最近認可された尿酸を下げる薬は、今までのものとなにが違うのですか？

A 2011年に発売されたフェブキソスタット、2013年に発売されたトピロキソスタットは単に尿酸値を下げるだけではなく、血管を保護する作用が期待されています。具体的には、たんぱく尿が減少するのですが、これは、これらの薬が腎臓の毛細血管を保護していることで起きていると想定されています。同様に、全身の血管細胞を保護することが期待されています。

Q 尿酸降下薬を飲み忘れたときはどうすればいいですか？

A 尿酸降下薬は、比較的作用が強い薬剤なので、飲み忘れるとすぐに尿酸値が上がります。多くの薬剤は、朝食後１回の指示が出ていると思いますが、飲み忘れに気がついたら、時間に関係なくすぐに１日分を内服してください。忘れた分を増やして内服する必要はありません。

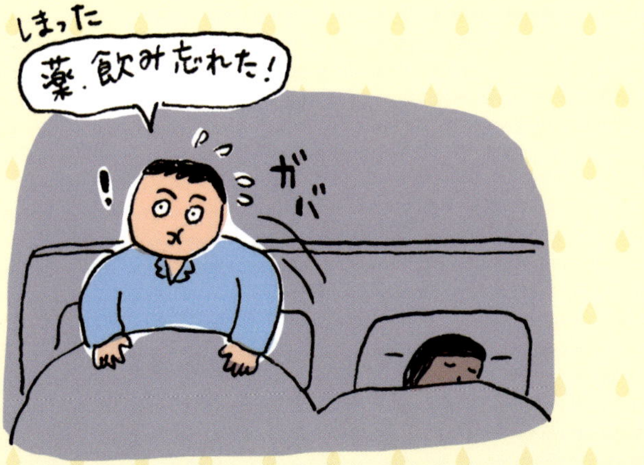

Q 痛風発作を起こしたら、絶対に薬を飲まないといけないのでしょうか？

A 　痛風発作の痛みはかなり強いので、これをおさえるための一時的な痛み止めは必要なかたが多いです。また再発を防ぐために尿酸降下薬が必要なかたが多いのですが、生活習慣の是正がうまくいけば、かならずしも必要というわけではありません。

痛風発作の多くは、生活習慣病としての高尿酸血症患者さんに起こることが多いので、発作の痛みがやわらいだらそのまま放置するのではなく、医療機関を受診して正確な診断を受けるとともに、生活習慣の見直しをしましょう。

Q 痛風発作を起こしたので薬を飲んでいますが、また発作が起こりました。どうしてでしょうか？

A 　尿酸値を下げる薬を飲んでいても、いろいろな理由で尿酸値は上昇します。おもな原因は、過食やアルコールの摂取、脱水などです。また、利尿薬やぜんそくの治療薬などの副作用として尿酸値が上昇することもあります。尿酸の下がりが不充分なときには、こうした原因で発作が起こることがありますので、薬を飲んでいても定期的に血液検査をして治療効果を確認しましょう。

Q 尿酸降下薬といっしょに飲んではいけない薬はありますか？

A 　絶対に禁止されているのは、フェブキソスタットとメルカプトプリン（抗がん剤）、アザチオプリン（免疫抑制薬）の組み合わせです。そのほか抗凝固薬などと相互作用を示す薬もありますので、「お薬手帳」を活用して主治医や薬剤師に相談しましょう。

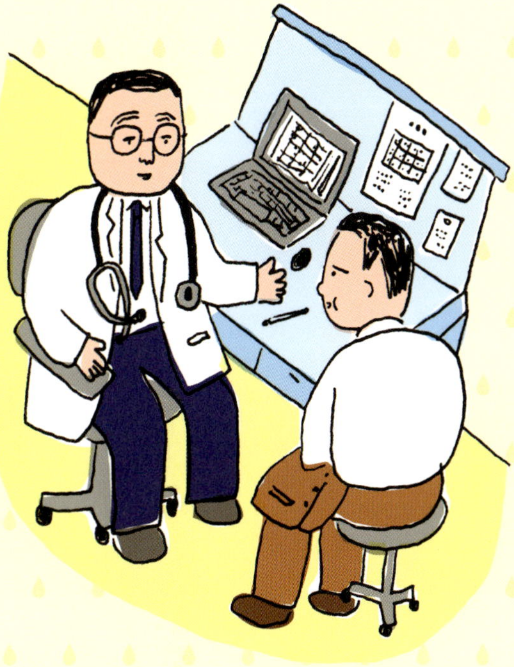

Q 尿酸値が目標値以下になったのですが、薬は飲み続けなければいけませんか？

A 薬を飲んだ状態で目標値以下になったとすれば、すぐに中止した場合には再上昇する可能性が高いです。いきなり中止するのではなく、生活習慣の是正を行ないながら、主治医と相談してまずは投与量を減量し、段階を経て中止したほうが安全です。薬を減らして目標値以下になったのであれば、生活習慣の是正によっては、中止できる可能性はあると思います。

Q 医療費はどのぐらいかかりますか？

A ほかの疾患に比べ、高尿酸血症の管理には多くの費用はかかりません。画像検査も簡単なものですし、血液の尿酸値検査も非常に安価です。薬剤は以前からあるものは１錠20円程度なので、ジェネリック医薬品（同８円程度）を使わなくてもよいほどです。

新しい薬剤も、ほかの疾患の薬剤に比べれば安価です。保険や年齢によって自己負担額はかわりますが、比較的安価に管理できます。ただし、痛風・高尿酸血症に対する医療費の補助制度などは特にないようです。

Q 痛風と間違えやすい病気はありますか？

A 痛風発作は典型的なので、患者さんでも判断がつくことが多いようです。多くは足の親指のつけ根の痛みですが、ひざや腕の関節が痛くなるかたもいます。症状を管理するために〝偽痛風〟（尿酸以外の結晶が誘発する関節炎）や急性関節炎と鑑別する必要がありますが、受診時に血液検査で尿酸値を確認することで見分けることができます。まずは受診を。

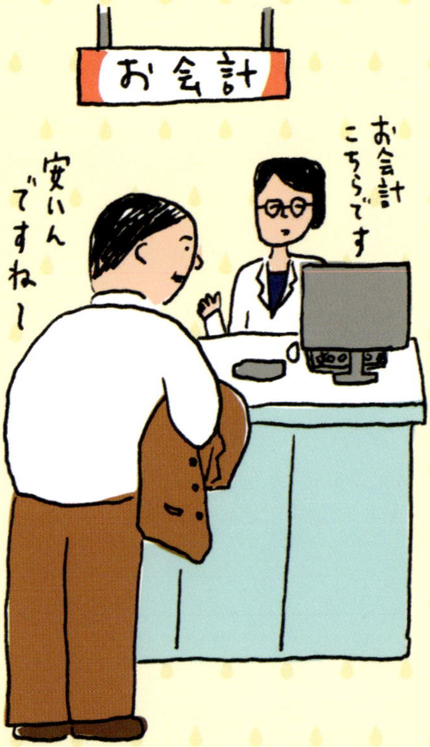

第2章

痛風・高尿酸血症の人のごはん

尿酸値を下げるために、適正な量の栄養をバランスよくとるよう心がけましょう。ヘルシーだけど量や味は満足感のある料理ばかり。ぜひ今日から実践してみましょう。

適量を栄養バランスよく食べましょう

適正なエネルギー量の中でプリン体をなるべく避ける

痛風・高尿酸血症の人は、まず適正なエネルギー量の食事をとることがたいせつ。19ページを参考に、自分のエネルギー量を算出しましょう。

また、栄養バランスがとれるように、いろいろな食材を、さまざまな調理法で食べましょう。肉や魚だけでなく、大豆・大豆製品や卵からもたんぱく質をとりましょう。野菜は1日350gが目標。副菜や主菜のつけ合わせとして、できるだけ意識して食べましょう。

プリン体とじょうずにつき合うことも重要です。プリン体はほとんどの食材に含まれるので完全に除去することは不可能ですが、高プリン体食品（21ページ参照）を避けたり、調理法を工夫することで、摂取量を減らせます。

献立のポイント

肉・魚・卵・大豆をバランスよく

「朝も昼も主菜は肉」とならないよう、1日3回、肉・魚・卵・大豆・大豆製品をそれぞれ適量を使う。

脂肪をおさえる工夫を

肉は、赤身や鶏胸肉など、なるべく脂の少ない部位を使う。脂の部位は、調理時にできるだけとり除く。牛乳も低脂肪乳にすることで、脂肪分をおさえられる。

副菜や汁物は野菜がメイン

野菜をたくさんとるために、副菜や汁物は野菜・芋・きのこ・海藻をメインに使ったものに。主菜にも30～50gの野菜を添えて。

主食は未精製の穀類を

ごはん・パン・めんは食物繊維をとるために、できるだけ未精製のものを選んで。胚芽精米、五穀米、もち麦ごはん、ライ麦パンなどが◎。

だしの量に注意

削りガツオ、煮干し、こんぶ、干ししいたけはプリン体が多いため、それらを使っただしもプリン体が多く含まれる。野菜からもうま味成分は出るので、汁物は具だくさんにすると、プリン体をおさえながらも減塩もできて、満足できる味わいに仕上がる。

酸味・辛味・風味で減塩でも満足できる味に

酢や柑橘類の果汁、香辛料、香味野菜（にんにく、しょうが、青じそ、みょうが、三つ葉、にら、ねぎなど）、ごまやくるみを使うと味に深みが加わる。みそや豆板醤、ゆずこしょう、ハムやベーコン、かまぼこなどの加工食品も、塩分に注意しながら少量使用することで味の幅が広がる。

ヘルシーな調理法を選択

揚げ物はなるべく避ける。焼くときはフッ素樹脂加工のフライパンや魚焼きグリル、オーブントースターを使うと余分な油を使わなくてすむ。
プリン体は水にとける性質があるので、食材をゆでたり煮たりすると、汁の中にプリン体がとけ出し、摂取量を減らすことができる。

1日に食べる食品の目安量

必要なエネルギー量が1800kcalの場合

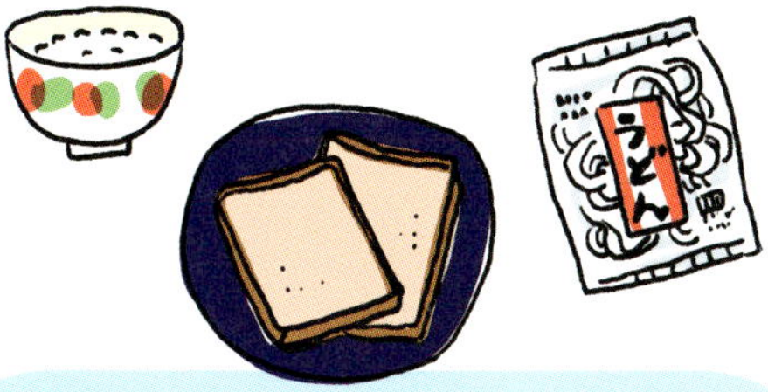

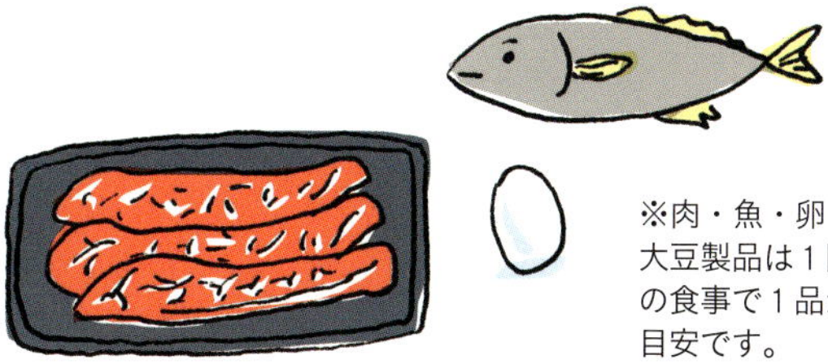

※肉・魚・卵・大豆製品は1回の食事で1品が目安です。

穀類

- ごはん　170g＝めしわん1杯
- 食パン　90g＝8枚切り2枚
- ゆでうどん　240g＝1袋

肉・魚・卵

- 肉　70g＝薄切り肉3枚（脂の少ない部位）
- 魚　70g＝切り身小1切れ
- 鶏卵　50g＝1個

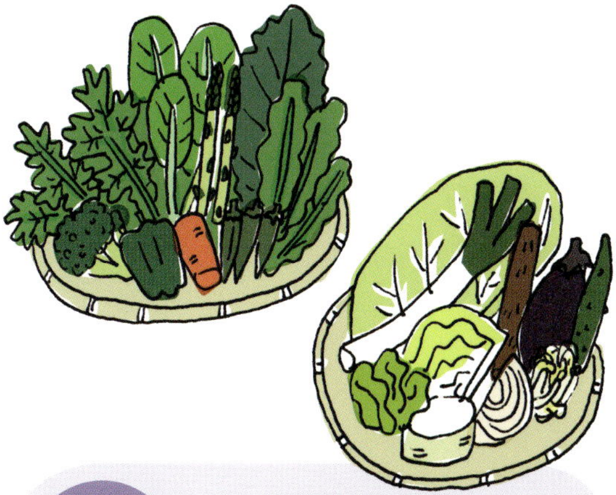

大豆製品

- 豆腐　100g＝⅓丁
- 納豆　40g＝1パック

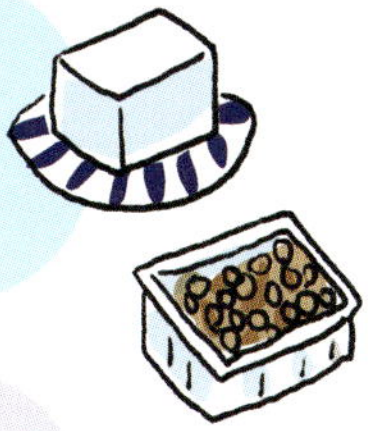

芋類

- じゃが芋　80g＝小1個

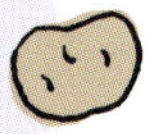

野菜

- 緑黄色野菜　120g以上
- そのほかの野菜　230g以上

海藻 きのこ こんにゃく

合わせて 30〜50g

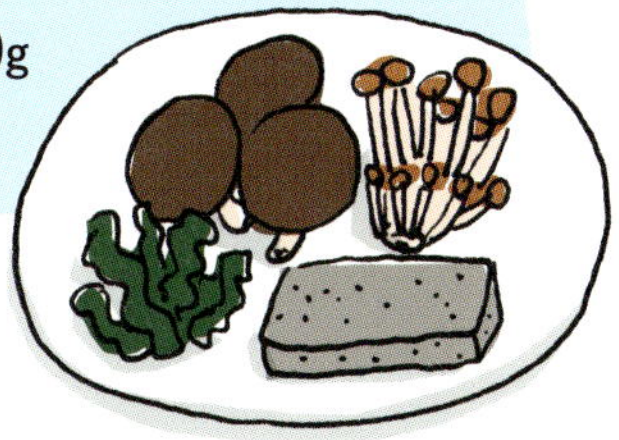

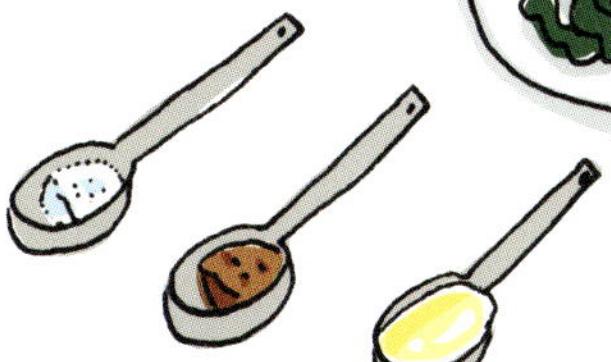

果物

100〜200g

- りんごなら　150g＝½個
- バナナなら　100g＝1本

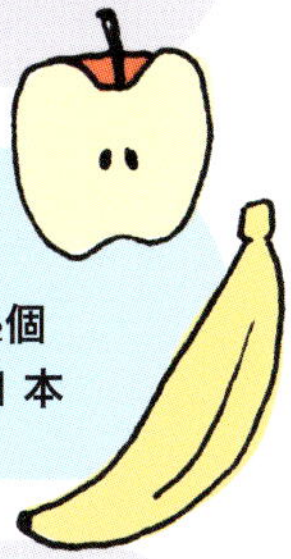

乳製品

- 牛乳　200mℓ＝カップ1杯

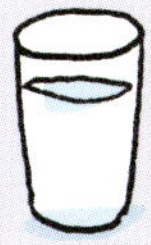

調味料

- 砂糖　5g＝大さじ½強
- みそ　10g＝大さじ½強
- サラダ油　10g＝大さじ1弱

献立1日目 朝食

昼食や夕食でのドカ食いを防ぐためにも、忙しくても朝食はしっかり食べましょう。

献立1人分	
エネルギー	555kcal
たんぱく質	21.7g
食塩相当量	2.4g

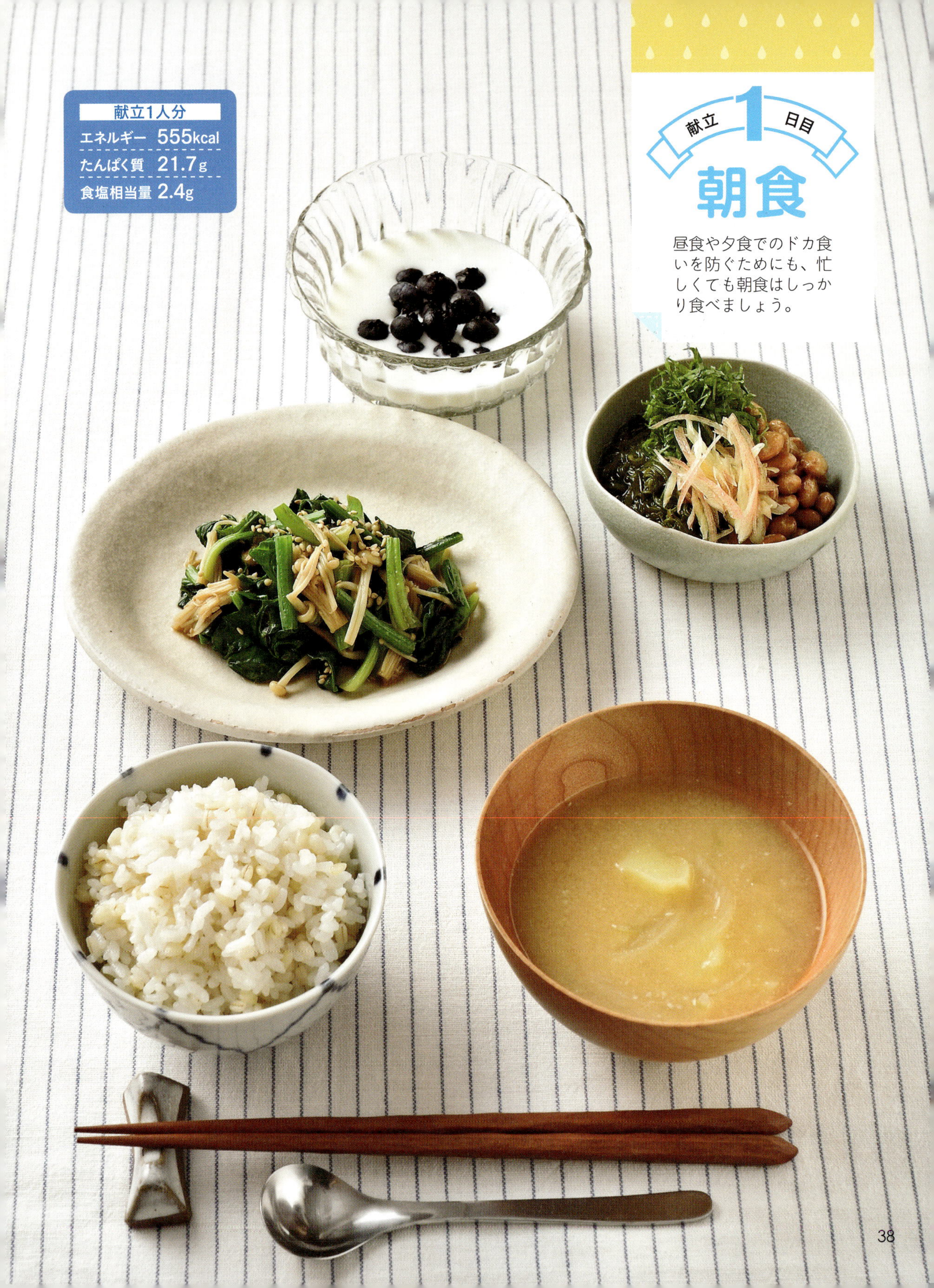

だしを少なめにし、野菜から出るうま味をじょうずに利用しましょう。

じゃが芋と玉ねぎのみそ汁

材料（1人分）

じゃが芋……30g
玉ねぎ……15g
こんぶだし……⅗カップ（120mℓ）
みそ……大さじ½弱（8g）

1人分
エネルギー 49kcal
たんぱく質 1.8g
食塩相当量 1.2g

作り方

1 じゃが芋はいちょう切りにし、玉ねぎは薄切りにする。

2 なべにこんぶだしと1を入れて火にかけ、沸騰したら弱めの中火で火が通るまで煮る。いったん火を消し、みそを加えてひと煮立ちさせる。

砂糖を加えず、果物の甘味でヨーグルトをいただきます。

ブルーベリーヨーグルト

材料（1人分）

プレーンヨーグルト……100g
ブルーベリー……20g

1人分
エネルギー 72kcal
たんぱく質 3.7g
食塩相当量 0.1g

作り方

1 ヨーグルトを器に盛り、ブルーベリーをのせる。

もち麦とは？

もち麦は大麦の一種で、水溶性食物繊維である「大麦β-グルカン」を豊富に含んでいます。腸内環境をととのえたり、糖質の吸収をおさえたりする働きがあるといわれています。粘りけが強く、もちもちとした食感で、食べやすいのも特徴です。炊飯器の白米コースで炊けるのもうれしいポイント。

味つきめかぶで納豆を食べれば塩分オーバーも防げます。

めかぶ納豆

材料（1人分）

納豆……50g
味つきめかぶ……40g
みょうが（細切り）……10g
青じそ（せん切り）……2枚

1人分
エネルギー 111kcal
たんぱく質 8.8g
食塩相当量 0.5g

作り方

1 器に納豆とめかぶを盛り、みょうがと青じそを添える。

食物繊維が豊富で低エネルギー。ごまで塩分を控え、風味はアップ。

ほうれん草とえのきたけのいため物

材料（1人分）

ほうれん草……50g
えのきたけ……30g
ごま油……小さじ½
しょうゆ……小さじ⅔
いり白ごま……小さじ⅙

1人分
エネルギー 41kcal
たんぱく質 2.3g
食塩相当量 0.6g

作り方

1 ほうれん草は3cm長さに切り、えのきたけは石づきを切り落として半分の長さに切る。

2 フライパンにごま油を熱し、1をいためてしょうゆで味をととのえ、器に盛って白ごまをふる。

食物繊維たっぷりのごはんで腸内環境をととのえます。

もち麦ごはん

材料（炊きやすい分量※）

精白米……1合（150g）
もち麦……⅓合（50g）
水……1½カップ
※炊き上がりは480g。1人分は170g。

1人分
エネルギー 283kcal
たんぱく質 5.2g
食塩相当量 0g

作り方

1 材料を炊飯器に入れ、軽く混ぜてから白米コースで炊く。

献立 1 日目

昼食

しょうゆ、塩、ゆかりと味の幅を広げ、塩分控えめでも食べごたえのある献立に。

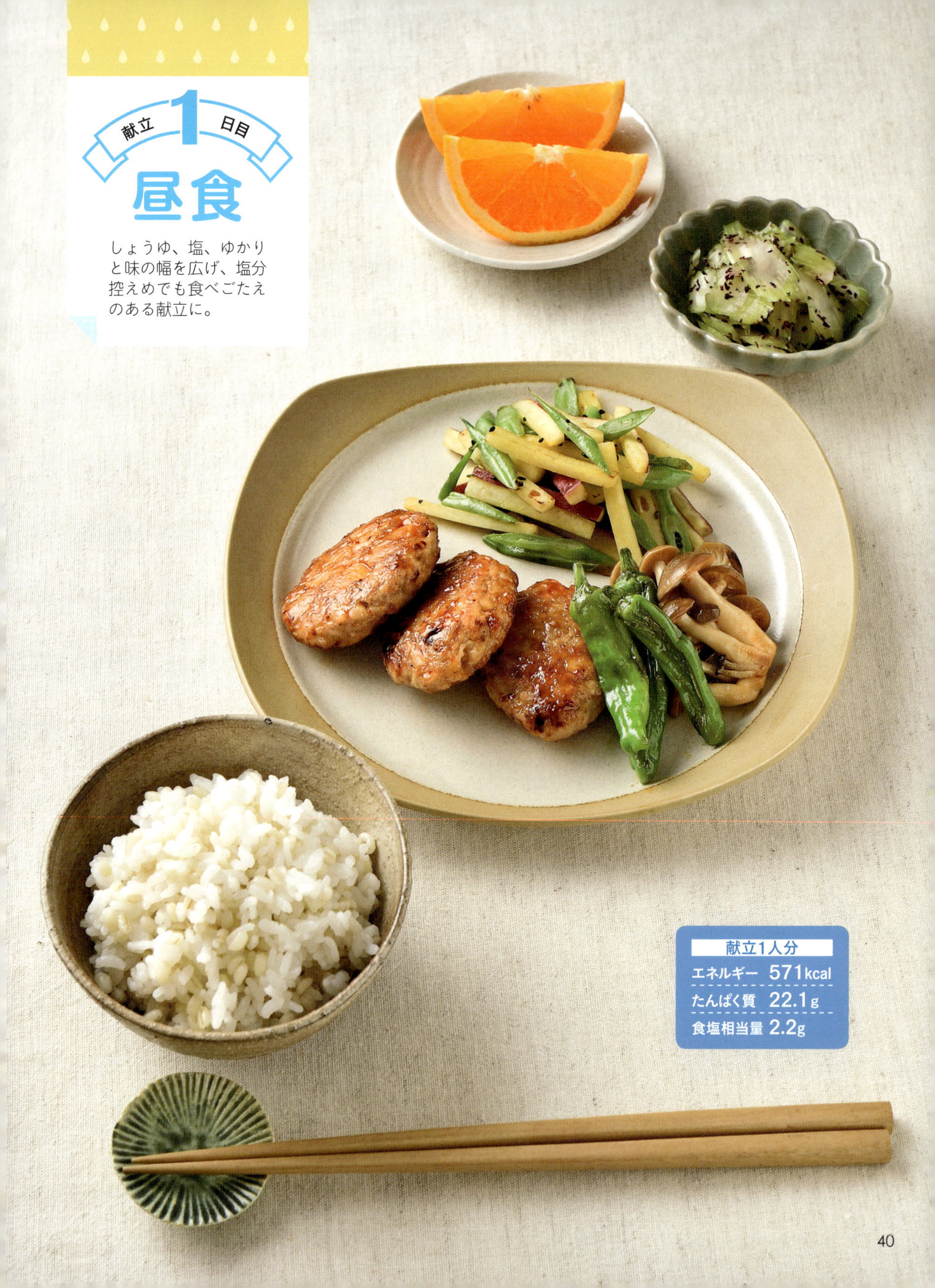

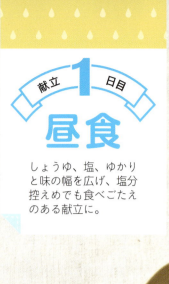

献立1人分

エネルギー	571kcal
たんぱく質	22.1g
食塩相当量	2.2g

食物繊維が豊富なさつま芋を
少量のごま油でいためてこくを出します。

さつま芋とさやいんげんの塩いため

材料（1人分）

さつま芋……………皮つき40g
さやいんげん…………2本（15g）
ごま油…………………小さじ½
酒………………………小さじ1
塩………………ミニスプーン½
いり黒ごま……………小さじ⅙

1人分	
エネルギー	86kcal
たんぱく質	0.8g
食塩相当量	0.5g

作り方

1 さつま芋は細切りにし、さやいんげんは斜めに3cm長さに切る。

2 フライパンにごま油を熱し、1を入れていため、酒をふる。火が通ったら塩で味をととのえ、黒ごまをふる。

糖分の多いジュースではなく
加工していない果物を。

オレンジ

材料（1人分）

オレンジ…………⅓個（60g）

1人分	
エネルギー	23kcal
たんぱく質	0.6g
食塩相当量	0g

作り方

1 オレンジは食べやすい大きさのくし形に切る。

もち麦ごはん

1人分

もち麦ごはん……………170g

※材料、作り方は39ページを参照。

1人分	
エネルギー	283kcal
たんぱく質	5.2g
食塩相当量	0g

ひとことアドバイス

「セロリのゆかりあえ」は、セロリが苦手なら、きゅうりや大根、かぶでもＯＫ。噛《か》みごたえのある野菜は満腹感を得やすく、食べすぎ予防にもなります。

ひき肉+れんこんでボリュームアップ。
豆板醤《とうばんじゃん》で味の幅を広げます。

れんこん入りつくね

材料（1人分）

れんこん…………………50g
A
- 豚赤身ひき肉…………60g
- 塩…………ミニスプーン¼
- こしょう…………………少量
- かたくり粉…………小さじ½

しめじ類…………………30g
ししとうがらし……3本（12g）
サラダ油………………小さじ½
B
- しょうゆ・酒……各小さじ1
- みりん……………小さじ½
- 豆板醤……ミニスプーン½

1人分	
エネルギー	171kcal
たんぱく質	15.4g
食塩相当量	1.4g

作り方

1 れんこんはポリ袋に入れてめん棒でたたいてつぶし、Aを加えてよくもむようにして練り混ぜる。3等分の小判形に丸める。

2 しめじは石づきをとって小房に分け、ししとうがらしは包丁の先で数か所切り込みを入れる。

3 フライパンにサラダ油を熱して1を入れ、あいている所に2を入れ、つくねに火が通るまで焼く。フライパンの余分な油をふきとり、Bを加えて照りが出るまで煮からめる。

香味野菜のセロリにゆかりを加え、
減塩しながら味に変化をつけます。

セロリのゆかりあえ

材料（1人分）

セロリ……………………40g
塩……………ミニスプーン⅙
ゆかり………ミニスプーン1

1人分	
エネルギー	7kcal
たんぱく質	0.2g
食塩相当量	0.3g

作り方

1 セロリは筋をとり、斜め薄切りにして塩をふり、2〜3分おいてから水けを絞る。ゆかりであえる。

献立 1日目

夕食

野菜やきのこ、海藻をふんだんに使い、ヘルシーでボリュームがある洋風仕立ての献立に。

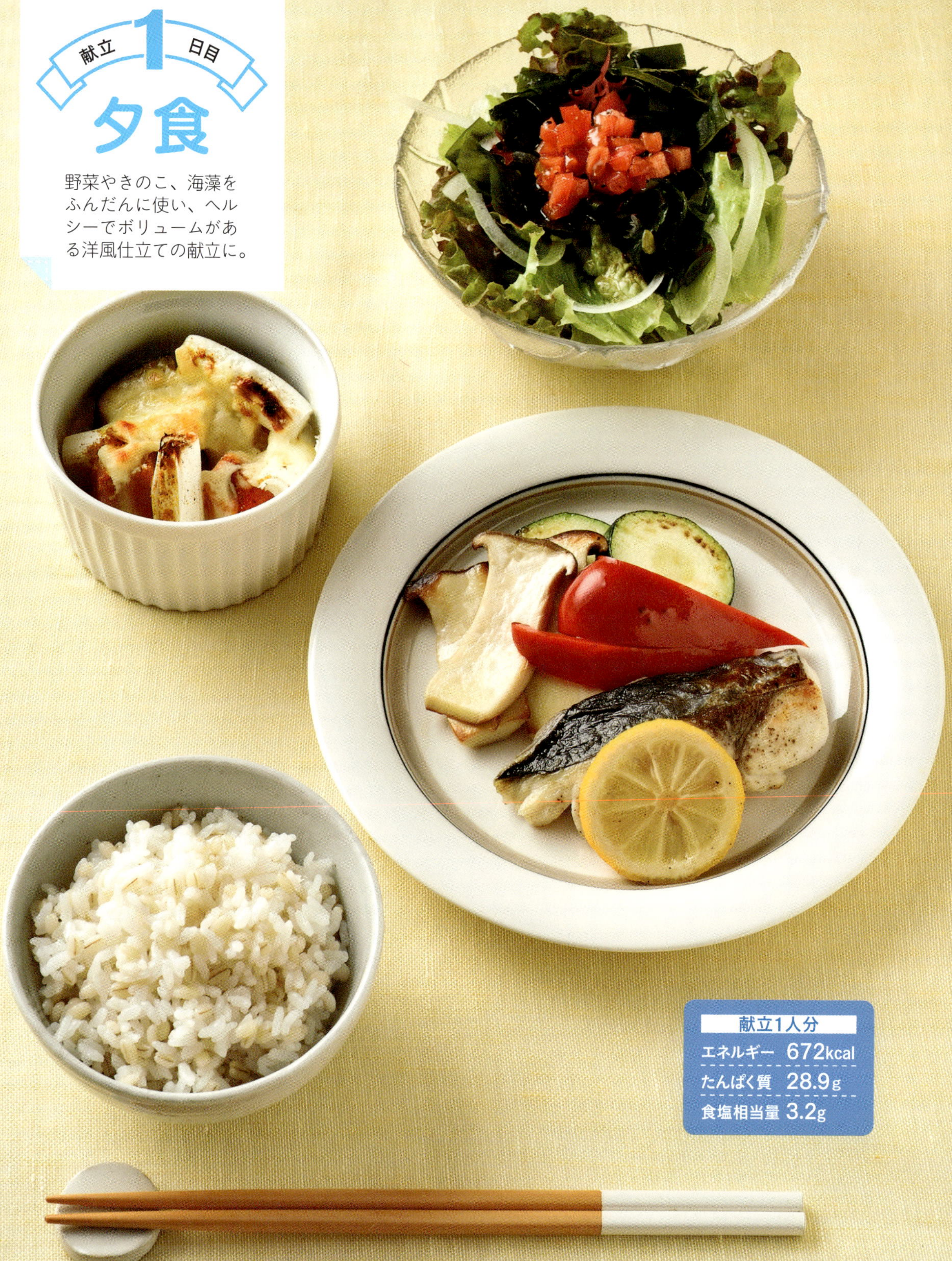

献立1人分

エネルギー 672kcal

たんぱく質 28.9g

食塩相当量 3.2g

手作りトマトドレッシングで
海藻と野菜をしっかりとります。

海藻サラダ

材料（1人分）

海藻ミックス……乾5g
サニーレタス……1枚（30g）
玉ねぎ……10g
A
- トマト（5㎜角に切る）……⅙個（30g）
- しょうゆ・酢……各小さじ1
- あらびき黒こしょう……少量
- オリーブ油……小さじ½

1人分
エネルギー 48kcal
たんぱく質 1.8g
食塩相当量 1.2g

作り方

1 海藻ミックスは水でもどしてざるにあげ、水けを絞る。サニーレタスは一口大にちぎる。玉ねぎは半月薄切りにして水にさらし、水けをきる。

2 ボールにAを入れてよく混ぜ合わせる。

3 器に1を盛り、2をかける。

甘いかぼちゃにカレー粉の香味を添えて。
少量のチーズで満足感も高まります。

かぼちゃとねぎの カレーチーズ焼き

材料（1人分）

かぼちゃ……皮つき70g
ねぎ……10㎝（20g）
A
- カレー粉……ミニスプーン½
- 塩……ミニスプーン¼
- こしょう……少量

とろけるタイプのチーズ……15g

1人分
エネルギー 129kcal
たんぱく質 5.8g
食塩相当量 0.5g

作り方

1 かぼちゃはラップに包んで電子レンジで1分30秒～2分加熱し、一口大に切る。ねぎは長さを半分に切って縦半分に切る。

2 耐熱の器に1を入れ、Aをふりかけてチーズをのせ、オーブントースターでこんがりと焼き色がつくまで5～6分ほど焼く。

たっぷりの野菜ときのこを添えて
一皿で満足できる量に。

サワラのムニエル レモンバターソース

材料（1人分）

- サワラ……1切れ（70g）
- 塩……ミニスプーン¼
- こしょう……少量
- 小麦粉……小さじ½

ズッキーニ……40g
赤パプリカ……20g
エリンギ……中1本（35g）
オリーブ油……小さじ½
A
- レモン（輪切り）……1枚（8g）
- レモン果汁……小さじ1
- バター……小さじ1（4g）
- 酒……小さじ2
- 塩……ミニスプーン1
- こしょう……少量

1人分
エネルギー 212kcal
たんぱく質 16.1g
食塩相当量 1.5g

作り方

1 サワラは塩をふって10分ほどおく。汁けをふきとってこしょうをふり、小麦粉をまぶしつける。

2 ズッキーニは1㎝厚さの輪切りにする。パプリカは長めの乱切りにし、エリンギは縦に薄く切る。

3 フライパンにオリーブ油を熱し、1と2を入れてこんがりと焼き色をつけながら火を通し、器に盛る。

4 フライパンの余分な油をふきとり、Aを入れてひと煮立ちさせ、3にかける。

もち麦ごはん

1人分

もち麦ごはん……170g
※材料、作り方は39ページを参照。

1人分
エネルギー 283kcal
たんぱく質 5.2g
食塩相当量 0g

献立 2 日目

朝食

生野菜や豆の缶詰めを利用し、慌ただしいときも必要な栄養をとり入れます。

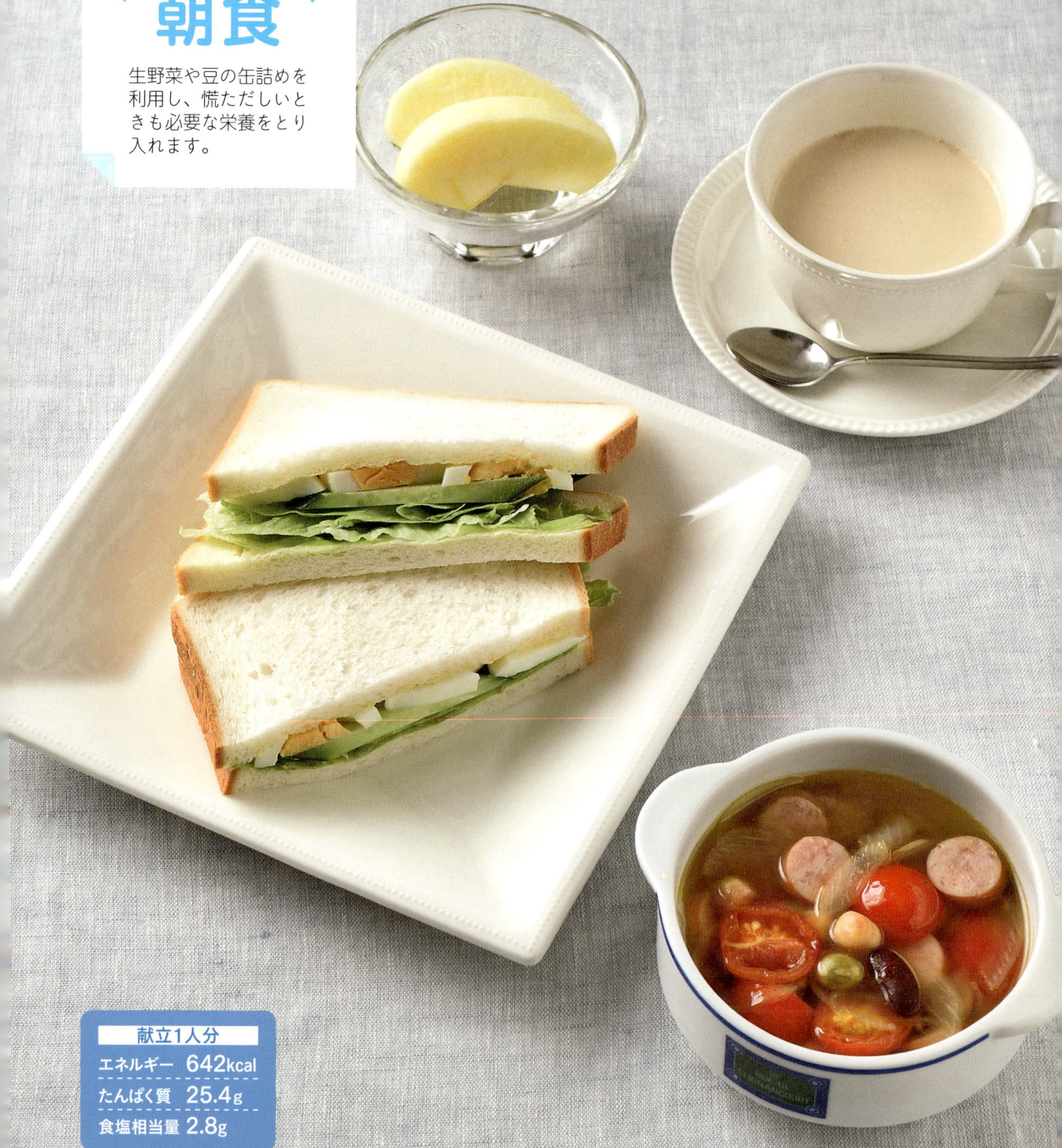

献立1人分	
エネルギー	642kcal
たんぱく質	25.4g
食塩相当量	2.8g

水溶性食物繊維が豊富で、
腸内環境をととのえる効果があります。

りんご

材料（1人分）

りんご……………¼個（約70g）

1人分	
エネルギー	40kcal
たんぱく質	0.1g
食塩相当量	0g

作り方

1 りんごは食べやすい大きさのくし形に切る。

乳製品は尿酸値の低下作用あり。
牛乳は、そのまま飲んでも、
紅茶やコーヒーに入れてもOK。

ミルクティー

材料（1人分）

ティーバッグ……………1パック
牛乳……………………¾カップ

1人分	
エネルギー	107kcal
たんぱく質	5.4g
食塩相当量	0.2g

作り方

1 小なべにティーバッグ、牛乳を入れて火にかけ、温める。または、マグカップに材料を入れ、電子レンジで約2分加熱し、1分ほどおく。

ひとことアドバイス

ライ麦や全粒粉の食パンにすると、食物繊維がとれ、噛《か》みごたえもあるのでおすすめです。スープは、市販のブイヨンにはプリン体が多いので、比較的プリン体が少ないこんぶだしを使います。トマトのうま味を合わせて洋風仕立てに。

生で食べられる野菜と前夜に用意ができる
ゆで卵を具にしたお手軽サンドイッチ。

フレッシュサンドイッチ

材料（1人分）

食パン（12枚切り）……2枚（60g）
A［マヨネーズ…………大さじ½
　 マスタード…………小さじ¼
レタス………………1枚（30g）
きゅうり…………………25g
ゆで卵……………………1個

1人分	
エネルギー	365kcal
たんぱく質	15.1g
食塩相当量	1.5g

作り方

1 食パンにAを塗り、レタス、斜め薄切りにしたきゅうり、輪切りにしたゆで卵をのせてはさみ、食べやすいように半分に切る。

野菜や豆がたっぷりの
“食べるスープ”です。

豆とウインナのトマトスープ

材料（1人分）

ミックスビーンズ（缶詰め）……30g
ウインナソーセージ……1本（20g）
玉ねぎ……………………15g
ミニトマト…………3個（45g）
オリーブ油……………小さじ½
こんぶだし……⅗カップ（120mℓ）
塩………………ミニスプーン½
こしょう…………………少量

1人分	
エネルギー	130kcal
たんぱく質	4.9g
食塩相当量	1.2g

作り方

1 ウインナは輪切りに、玉ねぎは薄く切り、ミニトマトは半分に切る。

2 なべにオリーブ油を熱し、玉ねぎをいため、ウインナ、ミックスビーンズ、ミニトマトを入れてさっといため合わせる。

3 2にこんぶだしを加え、ふたをして3〜4分煮て、塩とこしょうで味をととのえる。

献立2日目

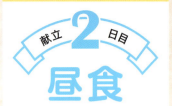

昼食

ソースやゆずこしょうなどの調味料を効果的に使い、減塩に。味が重ならないよう工夫を。

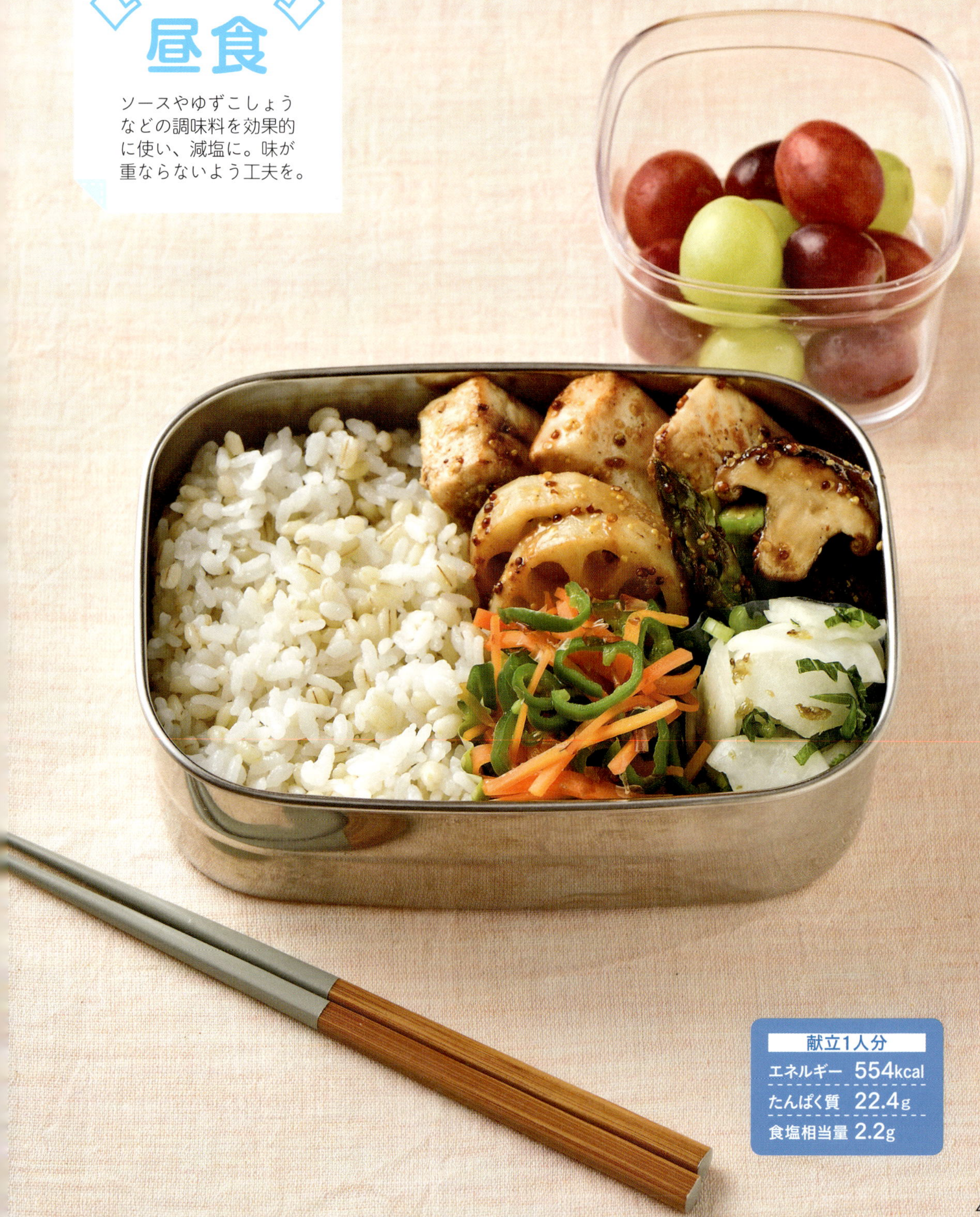

献立1人分	
エネルギー	554kcal
たんぱく質	22.4g
食塩相当量	2.2g

電子レンジで手軽に。
野菜はどちらか1種類にしてもおいしい。

にんじんとピーマンのしりしり風

材料（1人分）

にんじん……30g
ピーマン……1個（30g）
A
- ごま油……小さじ½
- 塩……ミニスプーン¼
- しょうゆ……ミニスプーン1

削りガツオ……ひとつまみ

1人分
エネルギー 40kcal
たんぱく質 1.0g
食塩相当量 0.6g

作り方

1 にんじんとピーマンはそれぞれせん切りにする。

2 耐熱容器に1とAを入れてあえ、ふんわりとラップをかけて電子レンジで1分30秒～2分加熱し、削りガツオを加えてさっくりと混ぜ合わせる。

カリウムを多く含む果物は
利尿作用も期待できます。

ぶどう

1人分

ぶどう……80g

1人分
エネルギー 47kcal
たんぱく質 0.3g
食塩相当量 0g

もち麦ごはん

1人分

もち麦ごはん……170g

※材料、作り方は39ページを参照。

1人分
エネルギー 283kcal
たんぱく質 5.2g
食塩相当量 0g

ひとことアドバイス

魚料理は、肉料理に比べてもの足りなく感じやすいので、れんこんなど噛《か》みごたえのある野菜と合わせてボリュームアップさせるのがおすすめです。

スパイスがきいたウスターソースに
粒入りマスタードの酸味を合わせて。

カジキマグロの粒入りマスタード焼き

材料（1人分）

- カジキマグロ……70g
- 塩……ミニスプーン¼
- こしょう……少量

れんこん……40g
グリーンアスパラガス……1本（15g）
生しいたけ……1個
オリーブ油……小さじ½
A
- 酒……小さじ1
- ウスターソース……小さじ⅔
- しょうゆ……小さじ⅓
- 粒入りマスタード……小さじ½

1人分
エネルギー 170kcal
たんぱく質 15.4g
食塩相当量 1.2g

作り方

1 カジキマグロは水けをふきとり、3等分に切って塩とこしょうをふる。

2 れんこんは輪切り（または半月切り）にする。アスパラガスはかたい部分を切り落としてはかまをとり、4cm長さに切る。しいたけは石づきをとって縦半分に切る。

3 フライパンにオリーブ油を熱し、1と2を入れて両面をこんがりと焼き、Aを加えてからめる。

塩もみ&しっかり水けを絞り、
ゆずこしょうでメリハリのある味に。

かぶのゆずこしょうあえ

材料（1人分）

かぶ……小1個（60g）
かぶの葉（細いもの）……5g
塩・ゆずこしょう
……各ミニスプーン½

1人分
エネルギー 14kcal
たんぱく質 0.5g
食塩相当量 0.5g

作り方

1 かぶは薄く切り、葉は小口切りにする。塩をふってしばらくおき、水けを絞る。

2 ゆずこしょうを加えてあえる。

献立 2日目

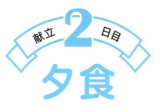

夕食

冷製仕立ての主菜には、かたくり粉のとろみがついた温かい副菜を組み合わせて。

献立1人分	
エネルギー	576kcal
たんぱく質	27.0g
食塩相当量	2.9g

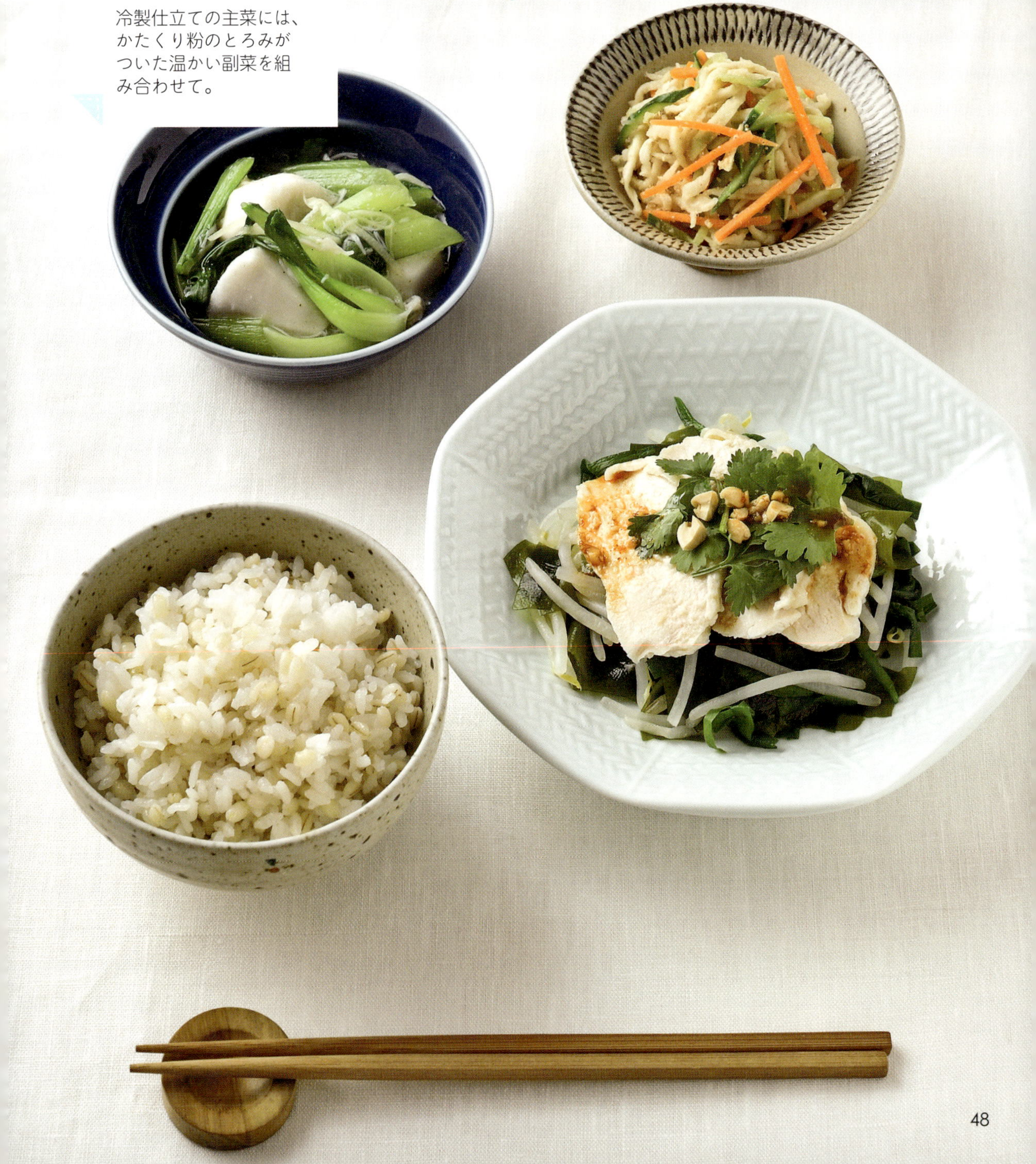

満腹感が得られる里芋を加えて。
しょうがで味を引きしめます。

青梗菜《ちんげんさい》と里芋のしょうがあんかけ煮

材料（1人分）

青梗菜……½株（60g）
里芋……中2個（60g）
ホタテ貝柱（水煮缶詰め）……10g
しょうが（せん切り）……少量
A［こんぶだし……⅖カップ（80mℓ）
　 酒……小さじ1
塩……ミニスプーン⅔
こしょう……少量
［かたくり粉……小さじ⅓
　水……小さじ⅔

1人分	
エネルギー	69kcal
たんぱく質	3.3g
食塩相当量	0.9g

作り方

1 青梗菜は3cm幅に切り、里芋は一口大に切る。

2 なべにAと里芋、青梗菜の茎、ホタテ貝柱、しょうがを入れてふたをし、火にかける。沸騰したら弱火にし、里芋に火が通るまで加熱する。

3 2に青梗菜の葉と塩、こしょうを入れて火を通し、水どきかたくり粉でとろみをつける。

食物繊維が豊富な切り干し大根を、
噛《か》みごたえを生かしたあえ物に。

切り干し大根のごまみそあえ

材料（1人分）

切り干し大根・きゅうり・にんじん
……各10g
A［みそ・すり白ごま・酢
　 ……各小さじ½
　 しょうゆ
　 ……ミニスプーン1弱（1g）
　 砂糖……小さじ⅓

1人分	
エネルギー	54kcal
たんぱく質	1.9g
食塩相当量	0.6g

作り方

1 切り干し大根は水でもどし、きゅうりとにんじんはせん切りにする。

2 切り干し大根とにんじんは沸騰した湯にさっと通し、あら熱がとれたら水けを絞る。

3 ボールにAを合わせ入れ、1のきゅうりと2を加えてあえる。

よだれが出るほどおいしいという意味の四川料理。
ヘルシーな蒸し鶏を野菜と海藻でかさ増しします。

よだれ鶏

材料（1人分）

［鶏胸肉……1枚（240g）
　塩……小さじ¼
A［酒……大さじ2
　 しょうが（薄切り）……2枚
　 ねぎの青い部分……5cm ※
もやし……50g
にら……25g
わかめ（湯通し塩蔵わかめ）
……10g（もどして15g）
B［しょうゆ……小さじ1
　 黒酢……大さじ½
　 豆板醤《とうばんじゃん》……小さじ¼
　 花椒《ほわじゃお》……あれば少量
　 ごま油……小さじ½
　 しょうが（みじん切り）・
　 　にんにく（みじん切り）
　 ……各¼かけ
香菜《しゃんつぁい》……½株（6g）
ピーナッツ……5粒（5g）
※作りやすい分量。1人分はこの¼量です。

1人分	
エネルギー	170kcal
たんぱく質	16.6g
食塩相当量	1.4g

作り方

1 鶏肉に塩をもみ込んで20分ほどおく。なべに湯を沸かし、鶏肉とAを入れて再び沸騰したら弱火にして3分ゆでる。ふたをして人肌程度にさめるまでおき、とり出す。

2 もやしはひげ根をとり、にらは4cm長さに切る。湯を沸かしてゆで、ざるにあげる。わかめは水でもどして一口大に切る。

3 器に2を敷いて1をのせ、混ぜ合わせたBをかける。3cm長さに切った香菜とあらく刻んだピーナッツをのせる。

もち麦ごはん

1人分

もち麦ごはん……170g
※材料、作り方は39ページを参照。

1人分	
エネルギー	283kcal
たんぱく質	5.2g
食塩相当量	0g

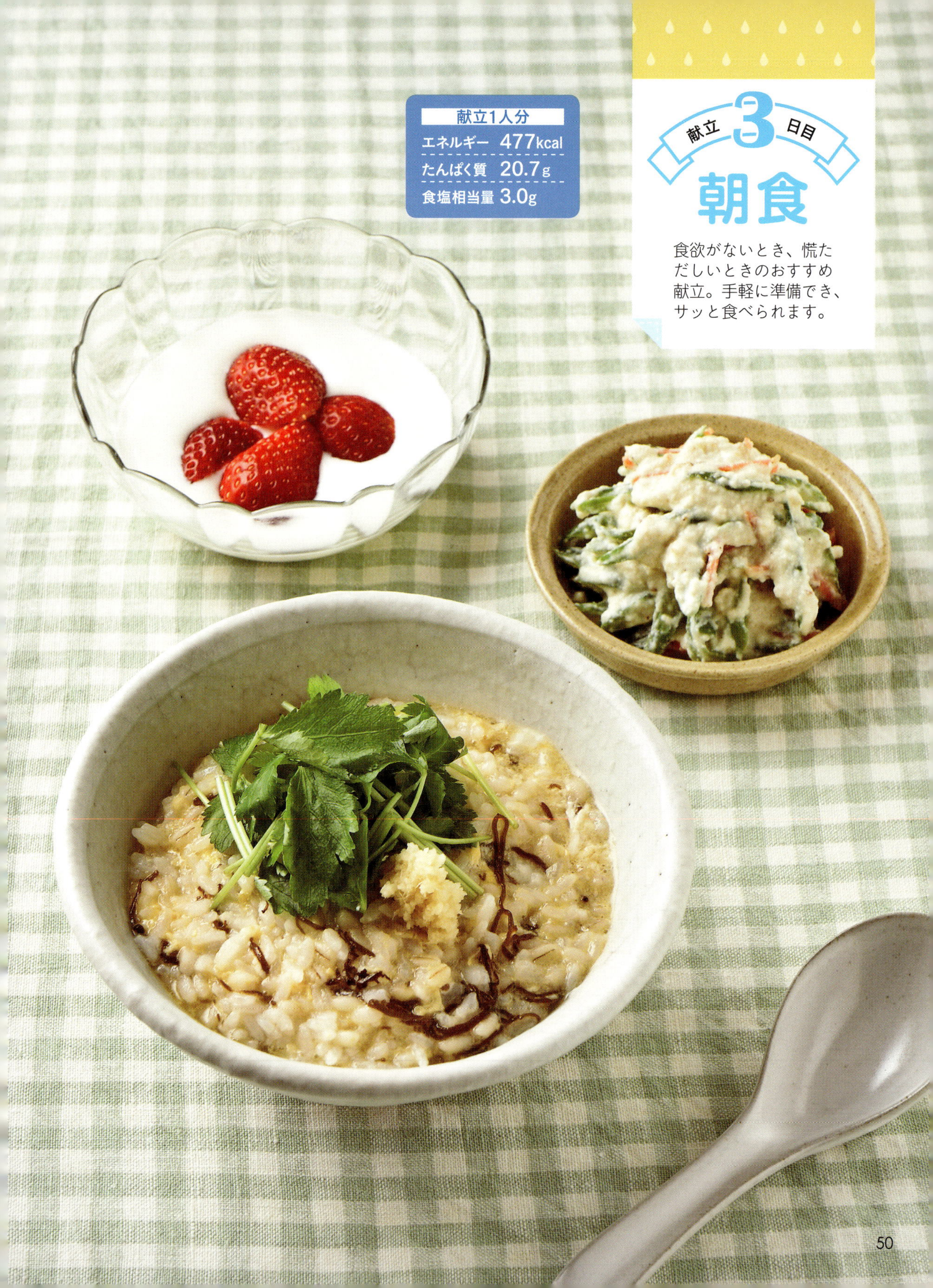

献立3日目

朝食

食欲がないとき、慌ただしいときのおすすめ献立。手軽に準備でき、サッと食べられます。

献立1人分	
エネルギー	477kcal
たんぱく質	20.7g
食塩相当量	3.0g

絹ごし豆腐を使った簡単白あえ。
ブロッコリーやアスパラも合います。

さやいんげんの白あえ

材料（1人分）

絹ごし豆腐……80g
┌ さやいんげん……40g
└ うす口しょうゆ……小さじ⅓
にんじん……10g
A ┌ すり白ごま……小さじ1
　│ みそ・砂糖……各小さじ½
　└ 練りがらし……ミニスプーン1

1人分	
エネルギー	91kcal
たんぱく質	5.9g
食塩相当量	0.8g

作り方

1 さやいんげんはへたをとり、にんじんは細切りにする。豆腐は厚手のキッチンペーパーに包んでしっかりと水けをきる。

2 なべに湯を沸かし、さやいんげんとにんじんを色よくゆでてざるにあげる。さやいんげんは斜めに切り、うす口しょうゆをからめる。

3 ボールにAと豆腐を合わせ、なめらかになるまで混ぜ合わせる。

4 3に2を入れてあえる。

プレーンヨーグルトの酸味に
いちごの甘味を添えて。

いちごヨーグルト

材料（1人分）

いちご……大2個（45g）
プレーンヨーグルト……100g

1人分	
エネルギー	77kcal
たんぱく質	4.0g
食塩相当量	0.1g

作り方

1 ヨーグルトを器に盛り、いちごを縦半分に切ってのせる。

ひとことアドバイス

「もずく雑炊」はもずくのかわりにカットわかめやあおさ、焼きのりを使っても。「さやいんげんの白あえ」は、野菜をあらかじめゆでてストックしておけば、忙しい朝も時短ができます。

ごはん、卵、海藻と、食べたい食品がしっかり食べられます。

もずく雑炊

材料（1人分）

もち麦ごはん※……150g
もずく（塩蔵）……50g
卵……1個
こんぶだし（または水）……1カップ
塩……ミニスプーン¾
うす口しょうゆ・おろししょうが
……各小さじ½
三つ葉……5本（5g）

※もち麦ごはんの材料、作り方は39ページを参照。

1人分	
エネルギー	308kcal
たんぱく質	10.8g
食塩相当量	2.0g

作り方

1 なべにこんぶだしを入れて煮立て、もち麦ごはん、もずくを入れてさっと煮る。

2 塩とうす口しょうゆで味をととのえ、ときほぐした卵をまわし入れて器に盛る。しょうがと2cm長さに切った三つ葉をのせる。

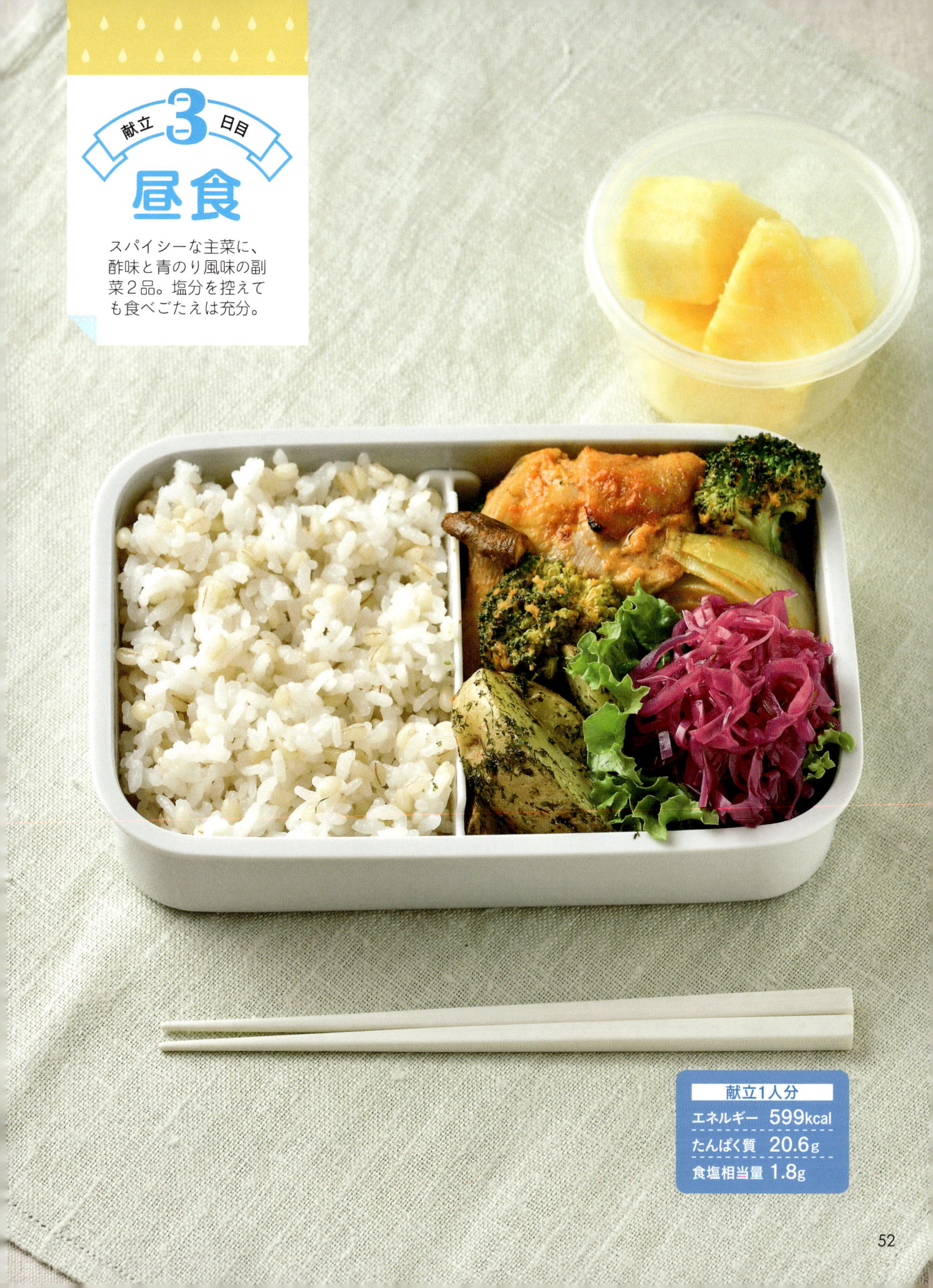

献立 3 日目

昼食

スパイシーな主菜に、酢味と青のり風味の副菜2品。塩分を控えても食べごたえは充分。

献立1人分	
エネルギー	599kcal
たんぱく質	20.6g
食塩相当量	1.8g

キャベツは塩もみしないで、湯に通してしんなりさせるのが減塩のコツ。

紫キャベツの甘酢漬け

材料（1人分）

紫キャベツ……50g
A
- 酢……小さじ1
- 砂糖……小さじ½
- 塩……ミニスプーン¼
- クミンシード（好みで）……少量

リーフレタス……少量

1人分
エネルギー 24kcal
たんぱく質 1.1g
食塩相当量 0.3g

作り方

1 紫キャベツはせん切りにし、さっと湯通しをして、あら熱がとれたら水けを絞る。

2 ボールにAを混ぜ合わせ、1をあえる。リーフレタスを敷いた上に盛りつける。

じゃが芋は電子レンジ加熱でやわらかくすると、油の量が減らせます。

じゃが芋の青のり焼き

材料（1人分）

じゃが芋……小1個（60g）
オリーブ油・青のり……各小さじ½
塩……ミニスプーン¼

1人分
エネルギー 65kcal
たんぱく質 1.1g
食塩相当量 0.3g

作り方

1 じゃが芋は皮つきのままよく洗ってラップに包み、電子レンジで1分30秒～2分加熱する。あら熱がとれたらくし形に切る。

2 フライパンにオリーブ油を熱し、1をこんがりと焼き、塩と青のりをからめる。

パイナップルは食物繊維が多く、たんぱく質の消化も助けてくれます。

パイナップル

材料（1人分）

パイナップル……60g

1人分
エネルギー 31kcal
たんぱく質 0.4g
食塩相当量 0g

作り方

1 パイナップルは一口大に切る。

カレーの風味にヨーグルトのこくが鶏肉の味わいを深めます。

タンドリーチキン

材料（1人分）

- 鶏もも肉……60g
- 塩……ミニスプーン¼
- こしょう……少量

A
- プレーンヨーグルト……大さじ1
- マヨネーズ・トマトケチャップ……各小さじ1
- カレー粉……小さじ½
- おろししょうが……小さじ⅓
- 塩……ミニスプーン½
- こしょう……少量

エリンギ……½本（25g）
玉ねぎ……⅛個（25g）
ブロッコリー……30g

1人分
エネルギー 196kcal
たんぱく質 12.9g
食塩相当量 1.2g

作り方

1 鶏肉は一口大に切り、塩とこしょうをふる。ポリ袋などにAを混ぜ合わせ、鶏肉を入れてもみ込む。

2 エリンギは縦半分に切り、玉ねぎは芯を切り落とさずにくし形に切る。ブロッコリーは小房に分ける。

3 オーブントースター（または魚焼きグリル）に1の鶏肉を並べる。鶏肉をとり出したあとのポリ袋に2を入れて残ったたれをからめ、鶏肉のそばに並べ、焼き色がつくまで7～8分焼く。

もち麦ごはん

1人分

もち麦ごはん……170g
※材料、作り方は39ページを参照。

1人分
エネルギー 283kcal
たんぱく質 5.2g
食塩相当量 0g

ひとことアドバイス

「タンドリーチキン」の鶏肉は焼くと縮んでしまうので、つけ合わせの野菜を大きく切り、鶏肉といっしょに焼きます。副菜のじゃが芋やさつま芋などの芋類は食物繊維とビタミンCが豊富。毎日1個は食べたい食材です。

献立3日目
夕食

主菜が濃い味なので、副菜はさっぱり味の酢の物と、食材の味を生かした汁物を添えます。

献立1人分	
エネルギー	666kcal
たんぱく質	28.5g
食塩相当量	3.3g

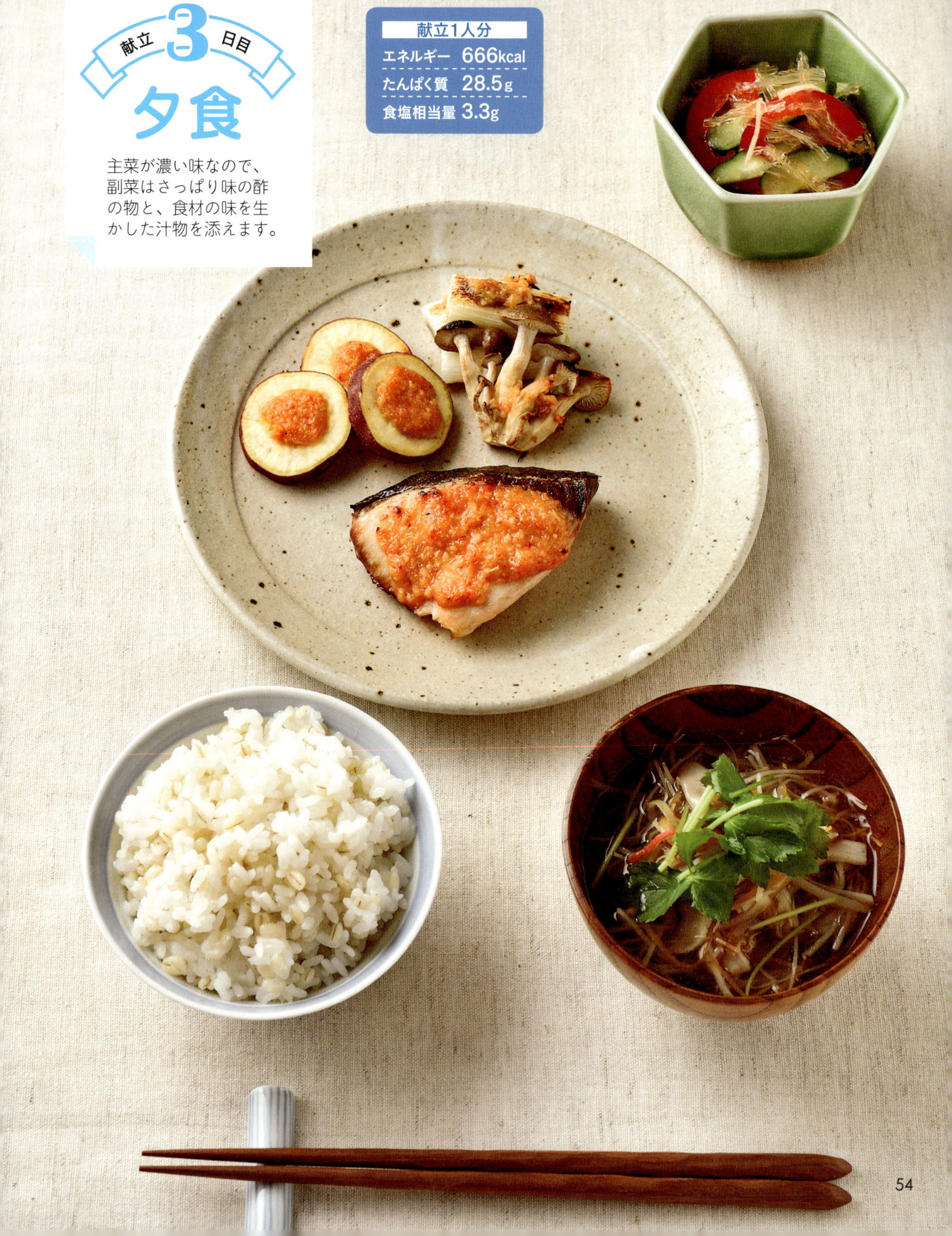

献立3日目／夕食

パプリカの甘味と
しょうがの隠し味で。

糸かんてんときゅうりの酢の物

材料（1人分）

糸かんてん …………………… 乾3g
きゅうり …………………… 20g
赤パプリカ …………………… 15g
しょうが（せん切り）………… 少量
A
- 酢・ごま油 ……… 各小さじ½
- しょうゆ ……………… 小さじ⅔
- 砂糖 …………………… 小さじ⅓

1人分
エネルギー 39kcal
たんぱく質 0.8g
食塩相当量 0.6g

作り方

1 糸かんてんは食べやすい長さに切って水でもどす。きゅうりは縦半分に切ってから斜め薄切りにし、パプリカは横に3㎜幅に切る。

2 ボールにAを合わせ、1としょうがを加えてあえ、味をなじませる。

こんぶだしにごぼうやしいたけの
風味を加えた、具だくさんの汁物。

ごぼうの沢煮わん

材料（1人分）

ごぼう …………………… 20g
にんじん …………………… 10g
生しいたけ ………………… ½個
カニ風味かまぼこ ……… ½本（5g）
こんぶだし …… ⅗カップ（120㎖）
酒 …………………… 小さじ1
塩 ……………… ミニスプーン½
うす口しょうゆ ………… 小さじ½
三つ葉 ……………… 3本（2g）

1人分
エネルギー 34kcal
たんぱく質 1.6g
食塩相当量 1.3g

作り方

1 ごぼうとにんじんはそれぞれせん切りにする。ごぼうは水にさらして水けをきる。しいたけは石づきをとって薄切りにする。

2 なべにこんぶだしと酒、1を入れて火にかけ、沸騰したら火を弱め、1に火が通ったらカニ風味かまぼこをほぐして入れる。

3 塩とうす口しょうゆで味をととのえて器に注ぎ入れ、2㎝長さに切った三つ葉をのせる。

にんにくみそを表面に塗ると、
塩分を控えても味はしっかり感じます。

ブリのにんにくみそ焼き

材料（1人分）

- ブリ ……………… 1切れ（70g）
- 塩 ………… ミニスプーン¼

ねぎ ……………… 12㎝（30g）
さつま芋 ……………… 皮つき40g
しめじ類 …………………… 20g
A
- みそ ……………… 大さじ½
- みりん・酒 ……… 各小さじ½
- しょうが（みじん切り）・
  にんにく（薄切り）・
  一味とうがらし …… 各少量

1人分
エネルギー 309kcal
たんぱく質 21.0g
食塩相当量 1.4g

作り方

1 ブリは塩をふって10分ほどおき、汁けをふきとる。

2 ねぎは4㎝長さに切る。さつま芋は8㎜厚さの輪切りにして水にさらし、水けをきる。しめじはバラバラにならない程度に石づきを切り落とす。

3 魚焼きグリルに1と2を並べて焼き、ブリに六分ほど火が通ったら、混ぜ合わせたAを1と2に塗ってこんがりと焼き上げる。

4 器に3を盛り合わせる。

もち麦ごはん

1人分

もち麦ごはん ……………… 170g

※材料、作り方は39ページを参照。

1人分
エネルギー 283kcal
たんぱく質 5.2g
食塩相当量 0g

ひとことアドバイス

ブリの油は体によいのですが、高エネルギーなので、食べる量に要注意。その分つけ合わせを充実させます。糸かんてんは保存できる食物繊維源。水でもどしただけで使えるのも便利です。

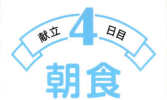

献立 4 日目

朝食

手軽に食べられるシリアルに、たんぱく質がとれるサラダを組み合わせてバランスよく。

献立1人分	
エネルギー	530kcal
たんぱく質	18.4g
食塩相当量	2.1g

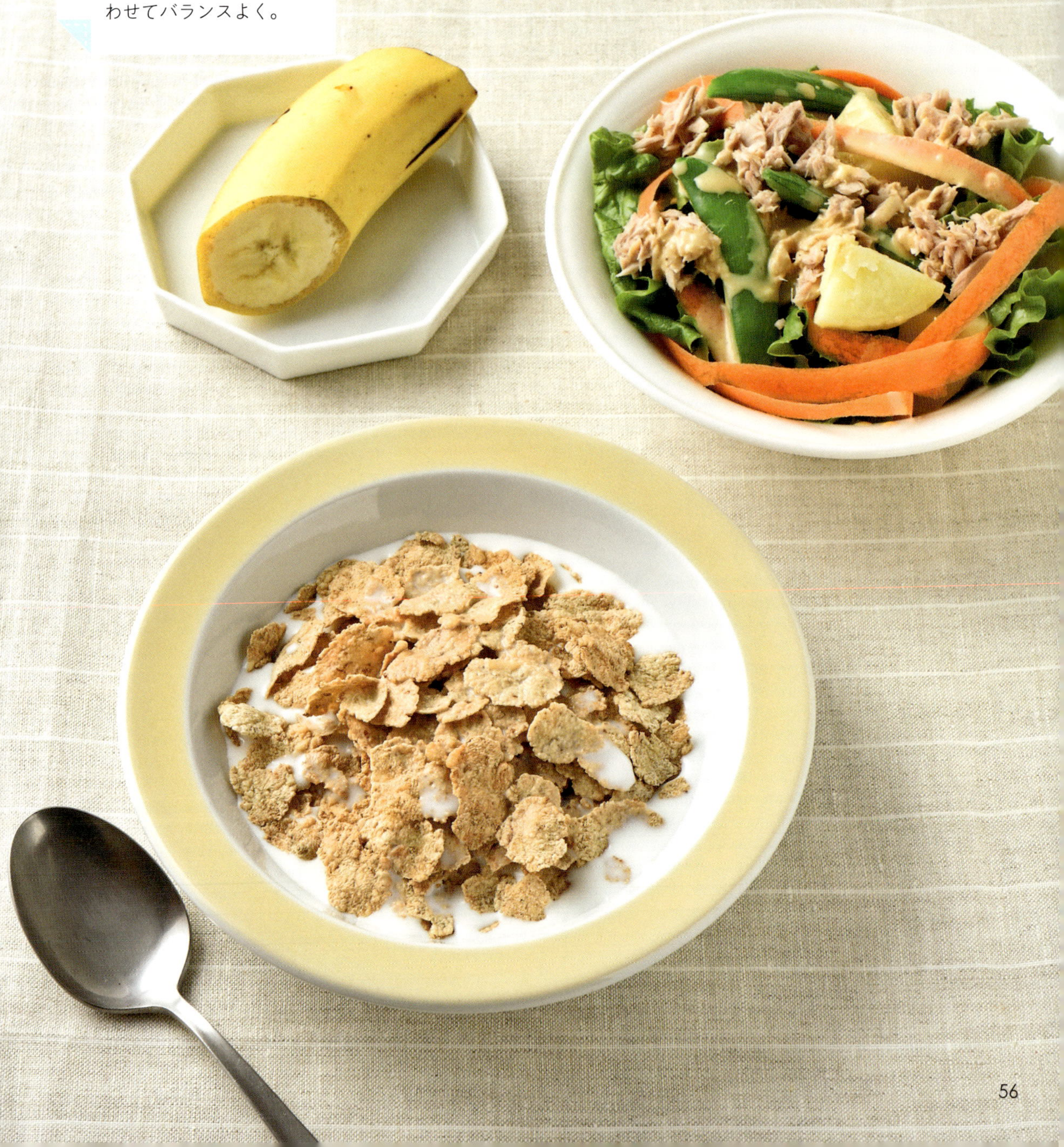

マヨネーズをヘルシードレッシングに。
野菜と芋がしっかり食べられます。

ツナサラダ

1人分	
エネルギー	128kcal
たんぱく質	7.3g
食塩相当量	1.2g

材料（1人分）

ツナ（水煮缶詰め）……½缶（35g）
じゃが芋…………中½個（50g）
スナップえんどう……3本（15g）
にんじん……………………15g
リーフレタス…………1枚（30g）
A
- マヨネーズ・しょうゆ……………各小さじ1
- マスタード・レモン果汁……………各小さじ½
- こしょう……………少量

作り方

1 じゃが芋は皮つきのままラップに包み、電子レンジで2分ほど加熱し、皮をむいて一口大に切る。

2 スナップえんどうは筋をとり、ラップに包んで電子レンジで30秒～1分加熱し、ラップを開いてさます。

3 にんじんはピーラーで薄く削り、リーフレタスは一口大にちぎる。

4 器に1と2と3、ツナを盛り、混ぜ合わせたAをかける。

バナナの糖質は体内への吸収がゆるやかで腹もちも◎。

バナナ

1人分	
エネルギー	60kcal
たんぱく質	0.8g
食塩相当量	0g

1人分

バナナ……………………70g

ひとことアドバイス

「ツナサラダ」に入れるツナは、油漬けではなく、水煮のほうが脂肪とエネルギーがおさえられます。ゆで卵、ロースハム、サラダチキンなどにかえてもＯＫ。量は多すぎないように注意して。

シリアルは食物繊維が豊富。
乳製品もいっしょにとれるのが利点です。

シリアル

1人分	
エネルギー	342kcal
たんぱく質	10.3g
食塩相当量	0.9g

材料（1人分）

玄米フレーク※……………55g
牛乳……………………1カップ

作り方

1 玄米フレークを器に盛り、牛乳をかける。

※シリアルは、ドライフルーツ入りでないもの、甘味が添加されていないものを。玄米フレークのほかに、ブラン（小麦の外皮）フレークなどがおすすめ。

献立 4 日目

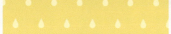

昼食

適量の牛肉と、たっぷりの野菜、こんにゃく、芋がとれる豪華な和風ランチです。

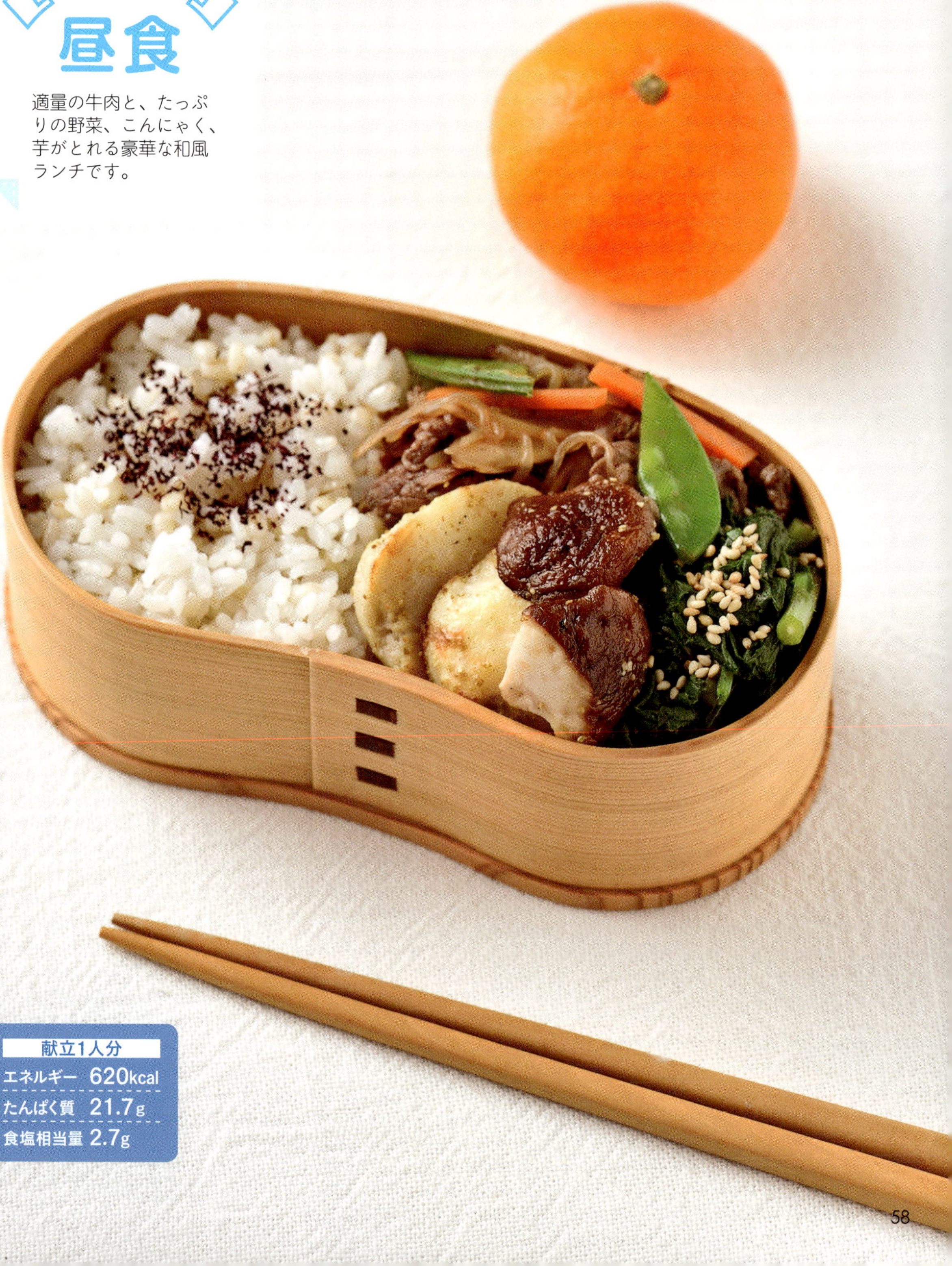

献立1人分	
エネルギー	620kcal
たんぱく質	21.7g
食塩相当量	2.7g

里芋を煮物ではなく、香ばしい焼き物に。
カレー粉やすりごま風味も◎。

里芋としいたけのグリル さんしょう風味

材料（1人分）

里芋 ……………… 小2個（50g）
生しいたけ ……………………… 1個
オリーブ油 ……………… 小さじ½
塩 ……………… ミニスプーン½
粉ざんしょう ……………… 少量

1人分
エネルギー 50kcal
たんぱく質 1.2g
食塩相当量 0.5g

作り方

1 里芋は皮つきのままラップに包み、電子レンジで2〜3分加熱し、皮をむいて半分に切る。しいたけは石づきをとって縦半分（または4つ）に切る。

2 フライパンにオリーブ油を熱し、1をこんがりと焼き、塩と粉ざんしょうをふる。

酸味は減塩の強い味方。ゆで野菜はかさが減って量が食べられます。

春菊の酢じょうゆあえ

材料（1人分）

春菊 ……………………… 60g
A 酢（ゆずなど柑橘類果汁でも）……………… 小さじ½
A しょうゆ ……………… 小さじ⅔
A いり白ごま ……………… 少量

1人分
エネルギー 20kcal
たんぱく質 1.8g
食塩相当量 0.7g

作り方

1 春菊は色よくゆでて水にさらし、3㎝長さに切って水けを絞り、Aを加えてあえる。

ビタミンCがとれる代表的な果物。
薄皮や白い筋は食物繊維源に。

みかん

1人分

みかん ……………… 1個（80g）

1人分
エネルギー 34kcal
たんぱく質 0.4g
食塩相当量 0g

もも肉は低脂肪でおすすめ。薄切り肉はかさが増えて見え、さめてもかたくなりにくい。

牛肉としらたきの甘辛いため

材料（1人分）

牛もも薄切り肉 ……………… 60g
A しょうゆ・酒 …… 各小さじ½
しらたき ……………………… 50g
ごぼう ……………………… 20g
にんじん ……………………… 10g
さやいんげん ………… 3枚（9g）
ごま油 ……………… 小さじ½
B しょうゆ・みりん・酒 ……………… 各小さじ1
B 砂糖 ……………… 小さじ½

1人分
エネルギー 231kcal
たんぱく質 13.1g
食塩相当量 1.4g

作り方

1 牛肉は一口大に切り、Aをもみ込む。

2 しらたきは食べやすい長さに切って水で洗う。ごぼうは笹がきにして水にさらし、水けをきる。にんじんは短冊切りにする。さやいんげんは筋をとって斜めに半分に切る。

3 フライパンにごま油を熱し、1を入れていため、半分ぐらい火が通ったら2を加えていため合わせる。

4 Bを加え、汁けがなくなるまでいため合わせる。

ふりかけは彩り程度に少量に。
おかずの味わいでごはんを食べます。

ゆかりもち麦ごはん

材料（1人分）

もち麦ごはん ……………… 170g
ゆかり ………… ミニスプーン½
※もち麦ごはんの材料、作り方は39ページを参照。

1人分
エネルギー 284kcal
たんぱく質 5.2g
食塩相当量 0.1g

作り方

1 もち麦ごはんにゆかりをかける。

献立4日目

夕食

野菜がとれる主菜に、食材のうま味が出たスープとしっかり味の副菜でメリハリをつけて。

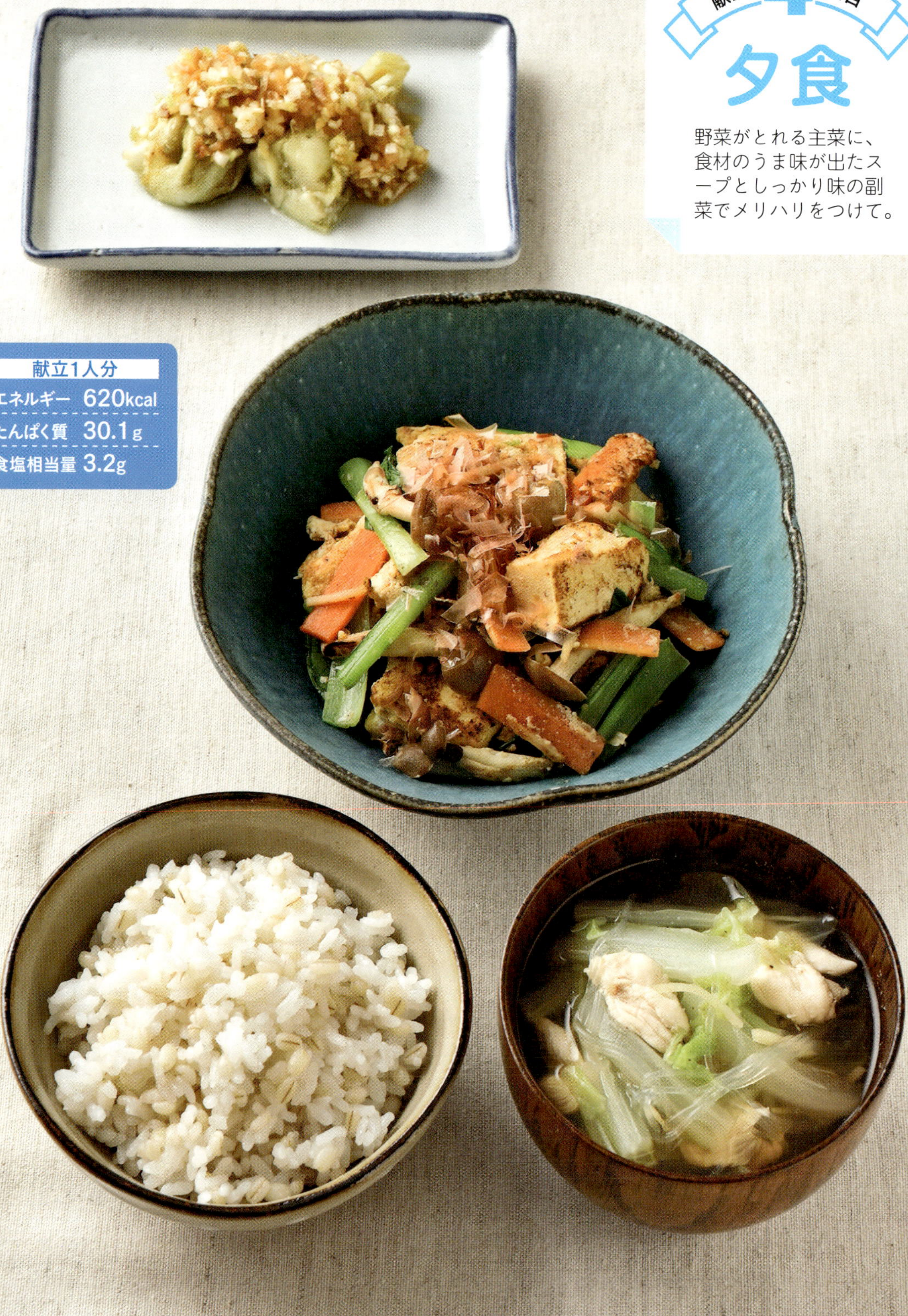

献立1人分	
エネルギー	620kcal
たんぱく質	30.1g
食塩相当量	3.2g

味つき榨菜《ざーつぁい》とねぎを合わせたたれで
塩分をおさえながらも風味は豊か。

焼きなすの榨菜あえ

材料（1人分）

なす ………………… 1本（80g）
ねぎ ………………… 20g（10㎝）
味つき榨菜 ………………… 5g
A しょうゆ ………… 小さじ⅓
A ごま油 ………… 小さじ½

1人分
エネルギー 45kcal
たんぱく質 1.3g
食塩相当量 0.6g

作り方

1 なすはへたをとって魚焼きグリルでこんがりと焼き、あら熱がとれたら皮をむき、食べやすく切って器に盛る。

2 ねぎと榨菜はそれぞれあらみじん切りにする。

3 ボールにAを合わせ、2を加えて1にかける。

こんぶだしに鶏肉のうま味、
白菜やしょうがの香味を加えて。

白菜と鶏ささ身のはるさめスープ

材料（1人分）

鶏ささ身 ………………… ½本（25g）
白菜 ………………… 50g
はるさめ ………………… 乾5g
しょうが（せん切り） ………… 少量
こんぶだし ………………… ¾カップ
A 塩 ………… ミニスプーン½
A しょうゆ ………… 小さじ½
A こしょう ………… 少量

1人分
エネルギー 60kcal
たんぱく質 6.6g
食塩相当量 1.2g

作り方

1 ささ身はそぎ切りにする。白菜は短冊切りにする。

2 なべにこんぶだしと白菜、しょうがを入れて火にかけ、沸騰したらささ身と食べやすい長さに切ったはるさめを入れる。

3 ささ身に火が通ったらAで味をととのえる。

噛《か》みごたえのある凍り豆腐に
卵をしみ込ませてふんわりと。

凍り豆腐と小松菜のチャンプルー

材料（1人分）

凍り豆腐 ………………… 1枚（乾17g）
A 卵（ときほぐす） ………… 1個
A 塩 ………… ミニスプーン¼
A こしょう ………… 少量
小松菜 ………………… 60g
しめじ類 ………………… 20g
にんじん ………………… 10g
にんにく（せん切り） ………… ¼かけ
ごま油・酒 ………… 各小さじ1
B しょうゆ ………… 小さじ½
B 塩 ………… ミニスプーン¼
B こしょう ………… 少量
削りガツオ ………… ¼袋（0.5g）

1人分
エネルギー 231kcal
たんぱく質 17.0g
食塩相当量 1.4g

作り方

1 凍り豆腐はパッケージの表示に従ってもどし、水けを絞って一口大にちぎり、混ぜ合わせたAに5分ほど浸す。

2 小松菜は4㎝長さに切り、しめじはほぐす。にんじんは短冊切りにする。

3 フライパンにごま油の半量を熱し、1を入れて両面にこんがりと焼き色をつけ、とり出す。

4 3のフライパンに残りのごま油とにんにくを入れて火にかけ、香りが立ったら2を入れていためる。3を戻し入れて酒をふり入れ、Bで味をととのえて器に盛り、削りガツオを散らす。

もち麦ごはん

1人分

もち麦ごはん ………………… 170g
※材料、作り方は39ページを参照。

1人分
エネルギー 283kcal
たんぱく質 5.2g
食塩相当量 0g

献立5日目
朝食

大豆製品はプリン体が少なく、低脂肪で食物繊維もとれるたんぱく質源。

献立1人分	
エネルギー	549kcal
たんぱく質	20.3g
食塩相当量	2.0g

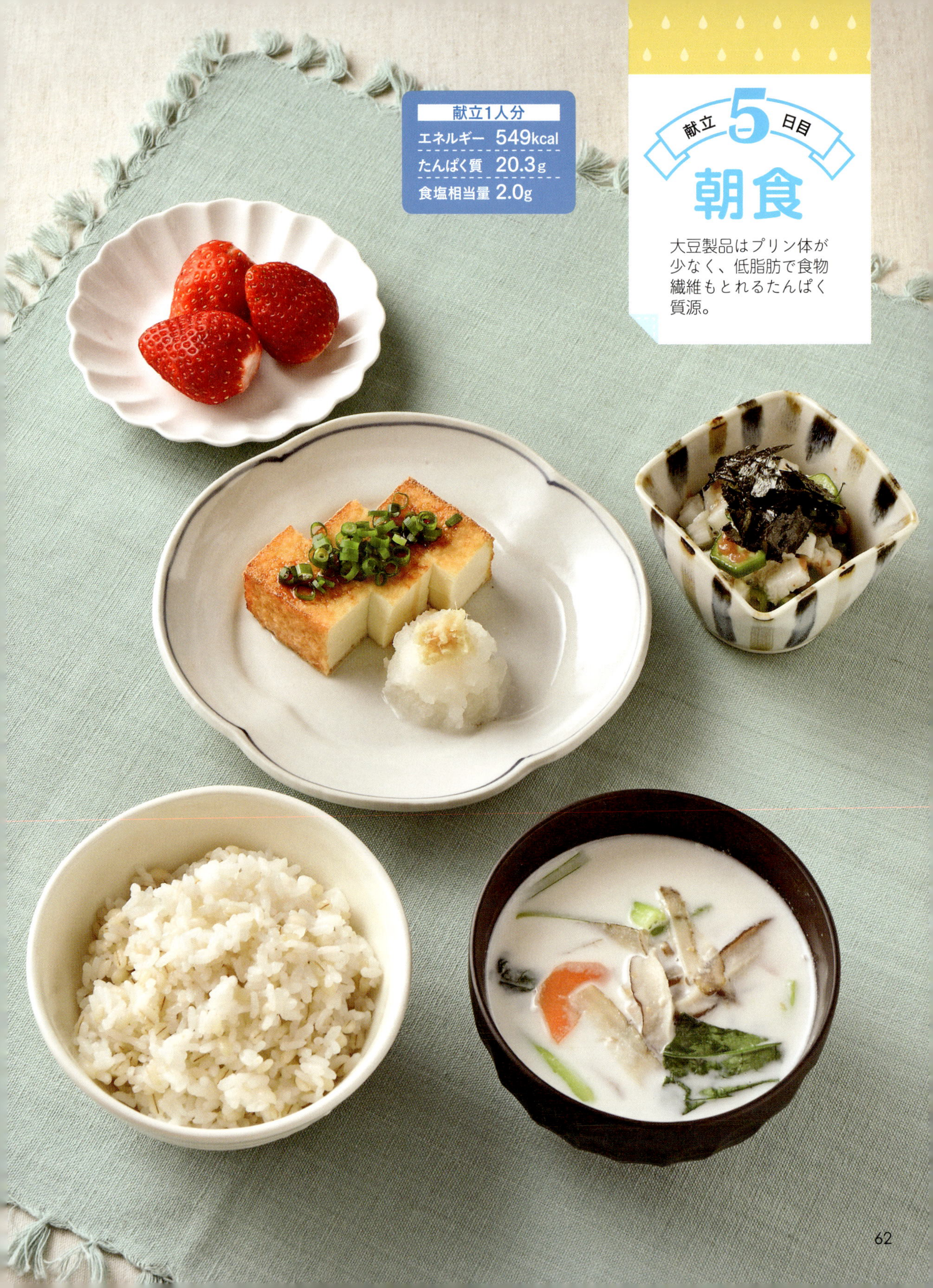

みその量を減らしても、
牛乳のこくでしっかりとした味わいになります。

飛鳥汁

材料（1人分）

小松菜……30g
にんじん・ごぼう……各10g
生しいたけ……½個
こんぶだし……⅖カップ（80mℓ）
みそ……小さじ1
牛乳……⅓カップ強（70mℓ）

1人分
エネルギー 77kcal
たんぱく質 4.1g
食塩相当量 1.0g

作り方

1 小松菜は3cm長さに切り、にんじんはいちょう切りにする。ごぼうは笹がきに、しいたけは石づきをとって薄切りにする。

2 なべに、こんぶだしとにんじん、ごぼう、しいたけを入れてふたをし、火にかける。沸騰したら火を弱めて野菜がやわらかくなるまで煮る。小松菜を加え、火が通るまで煮る。

3 2に牛乳とみそを加えてとかし、軽く煮立たせる。

ビタミンCの宝庫。
皮むきがいらないのもうれしい果物です。

いちご

1人分

いちご……3個（60g）

1人分
エネルギー 20kcal
たんぱく質 0.5g
食塩相当量 0g

ひとことアドバイス

豆腐、納豆、厚揚げなどの大豆製品はたんぱく質が手軽にとれるので、忘れずに食べたい食材です。低脂肪でエネルギーが低いのもうれしい。

みずみずしく甘いおろし大根、
しょうがとねぎの香味で満足のいく味に。

焼き厚揚げのおろし添え

材料（1人分）

厚揚げ……80g
大根……40g
小ねぎ（小口切り）……少量
しょうゆ……小さじ⅔
おろししょうが……小さじ½

1人分
エネルギー 131kcal
たんぱく質 9.1g
食塩相当量 0.6g

作り方

1 厚揚げは魚焼きグリルで焼き、食べやすい大きさに切る。

2 大根はすりおろして汁けをきる。

3 器に1を盛って小ねぎをのせ、しょうゆをかける。おろし大根を添え、しょうがをのせる。

長芋は生で食べられる便利な食材。
練り梅と焼きのりで塩分をおさえて。

長芋とオクラの梅のりあえ

材料（1人分）

長芋……30g
オクラ……2本（20g）
練り梅……5g
もみのり……全型¼枚分

1人分
エネルギー 37kcal
たんぱく質 1.4g
食塩相当量 0.4g

作り方

1 長芋は8mm角に切り、オクラは色よくゆでて小口切りにする。

2 1を練り梅であえて器に盛り、もみのりを散らす。

もち麦ごはん

1人分

もち麦ごはん……170g

※材料、作り方は39ページを参照。

1人分
エネルギー 283kcal
たんぱく質 5.2g
食塩相当量 0g

献立 5 日目

昼食

パスタや丼物などの単品料理には野菜料理をプラス。早食いを防ぐ効果も期待できます。

献立1人分	
エネルギー	639kcal
たんぱく質	27.4g
食塩相当量	3.1g

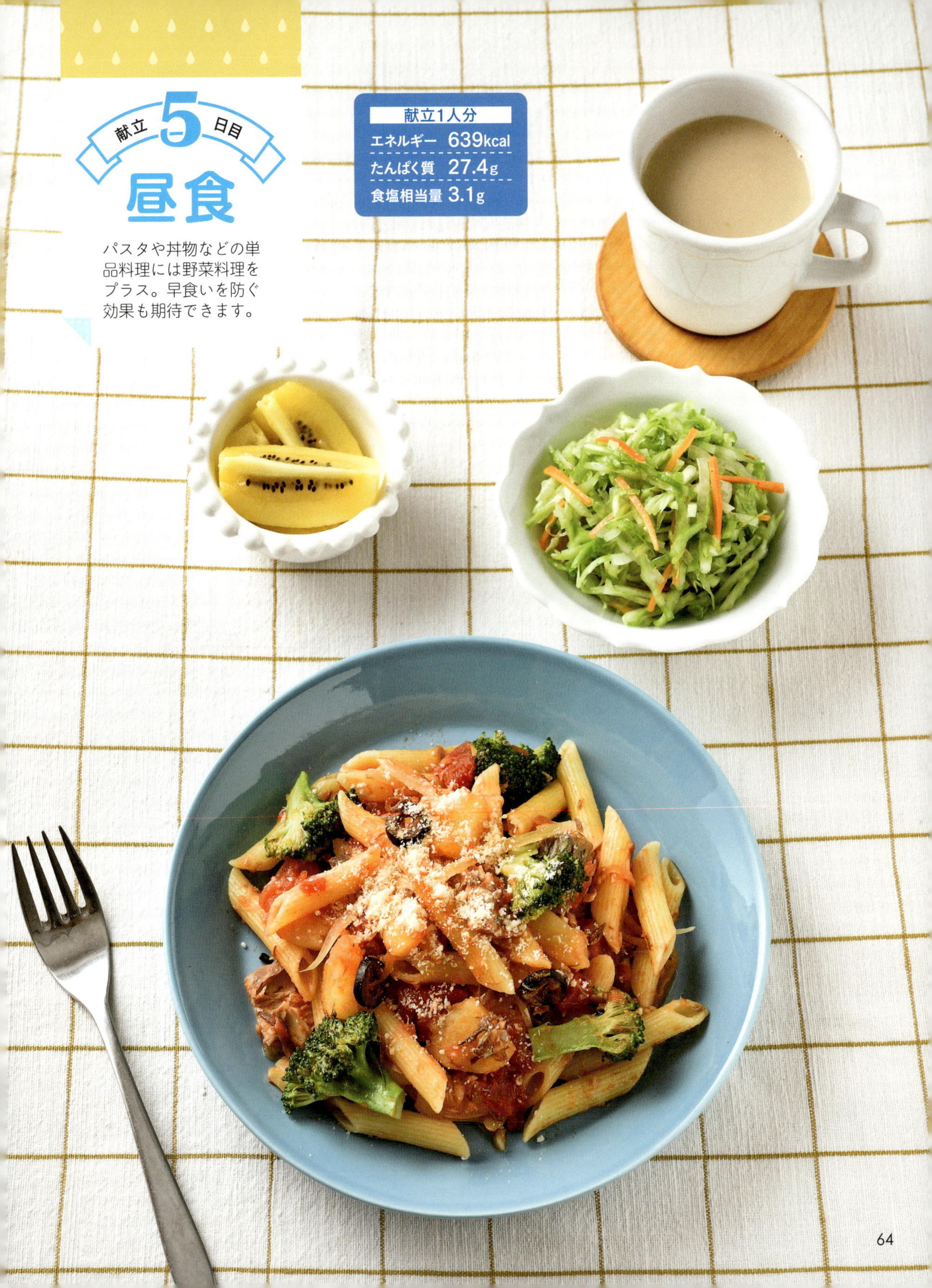

ほんのり甘いドレッシングで
しっかり野菜がとれます。

コールスローサラダ

材料（1人分）

キャベツ……………… 1枚（80g）
にんじん・玉ねぎ…………各10g
塩 ……………… ミニスプーン1
A ┌ こしょう ……………… 少量
　│ オリーブ油………… 小さじ½
　│ 酢…………………… 小さじ1
　└ 砂糖 ………… ミニスプーン1

1人分
エネルギー 49kcal
たんぱく質 1.2g
食塩相当量 0.5g

作り方

1 キャベツとにんじんはそれぞれ細切りに、玉ねぎは薄切りにする。

2 ボールに1を入れ、塩をふってしばらくおき、水けを絞る。

3 ボールにAを混ぜ合わせ、2を加えてあえる。

果物は1日に100～150ｇ食べましょう。
朝食でいちごを、昼食でキウイを。

ゴールドキウイ

材料（1人分）

ゴールドキウイ ………………60g

1人分
エネルギー 35kcal
たんぱく質 0.7g
食塩相当量 0g

作り方

1 キウイフルーツは食べやすい大きさのくし形に切る。

砂糖は入れずに牛乳をたっぷりと。

カフェオレ

材料（1人分）

インスタントコーヒー…… 小さじ1
湯 ……………………… 大さじ1
牛乳 ……………………… ¾カップ

1人分
エネルギー 103kcal
たんぱく質 5.1g
食塩相当量 0.2g

作り方

1 マグカップにインスタントコーヒーと湯を入れてとかし、牛乳を加えて電子レンジで軽く温める。

ペンネの量を減らして野菜をプラス。
サバ缶で魚の油も手軽にとれます。

サバとじゃが芋のトマトペンネ

材料（1人分）

ペンネ ……………………… 乾60g
サバ（水煮缶詰め）…………… 40g
じゃが芋……………………… 50g
玉ねぎ ……………… ¼個（50g）
ブロッコリー ………………… 30g
オリーブ（輪切り）………… 6g
カットトマト（缶詰め）……… 100g
にんにく（みじん切り）…… ½かけ
赤とうがらし ……………… 1本
オリーブ油・粉チーズ‥各小さじ1
塩 ……………… ミニスプーン¾
こしょう ……………………… 少量

1人分
エネルギー 451kcal
たんぱく質 20.4g
食塩相当量 2.5g

作り方

1 じゃが芋は1㎝幅のいちょう切りにし、玉ねぎは薄切りにする。ブロッコリーは小房に分ける。

2 なべにたっぷりの湯を沸かし、1％濃度の塩（分量外。湯1ℓに対して小さじ2）を入れ、ペンネを袋の表示時間より短くゆでる。ペンネがゆで上がる4分前にじゃが芋、2分前にブロッコリーを入れ、いっしょにゆで上げる。

3 フライパンにオリーブ油、にんにく、種をとった赤とうがらしを入れて火にかける。香りが立ったら玉ねぎをいため、サバをいため合わせ、オリーブとカットトマトを入れて煮つめる。

4 3に2を入れてからめ、塩とこしょうで味をととのえて器に盛り、粉チーズをふる。

ひとことアドバイス

「サバとじゃが芋のペンネ」で、ペンネをゆでるときの塩の量は控えます。主食で塩分をとるので、副菜は、ほんのり甘いドレッシングで減塩しながらも、しっかりと野菜がとれる一品に。コールスローは、野菜を塩もみしてしっかり水けを絞ると、減塩でも味がぼやけません。

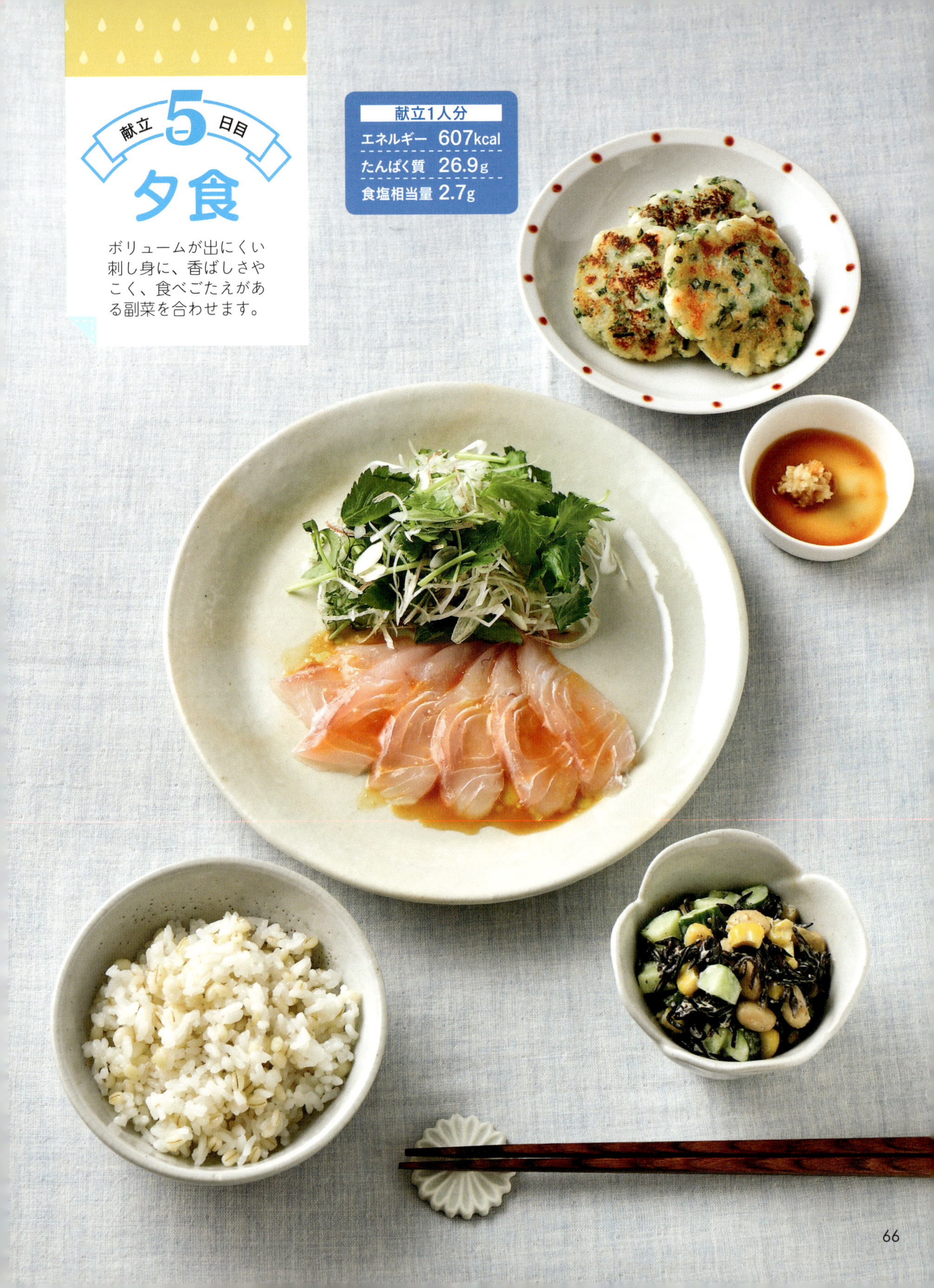

献立5日目 夕食

献立1人分	
エネルギー	607kcal
たんぱく質	26.9g
食塩相当量	2.7g

ボリュームが出にくい刺し身に、香ばしさやこく、食べごたえがある副菜を合わせます。

すりおろしたれんこんを
ごま油で香ばしく焼き、もちもちおやきに。

れんこんの落とし焼き

材料（1人分）

れんこん……………………80g
はんぺん ……………¼枚（25g）
小ねぎ（小口切り）…………10g
かたくり粉……………小さじ1
塩 ……………ミニスプーン¼
ごま油・おろししょうが・しょうゆ
……………………各小さじ½

1人分
エネルギー 100kcal
たんぱく質 4.4g
食塩相当量 1.1g

作り方

1 れんこんはすりおろして軽く水けをきる。はんぺんは手でくずす。

2 ボールに1と小ねぎを入れ、かたくり粉と塩を混ぜ合わせる。

3 フライパンにごま油を熱し、2をスプーンなどで落とし入れ、両面をこんがりと焼く。

4 器に3を盛り、別皿におろししょうがとしょうゆを入れて添える。

もち麦ごはん

1人分

もち麦ごはん ………………170g

※材料、作り方は39ページを参照。

1人分
エネルギー 283kcal
たんぱく質 5.2g
食塩相当量 0g

ひとことアドバイス

刺し身は買ってきてそのまま食べられるのが利点ですが、食べる量には注意が必要。この献立では香味野菜を添えてカルパッチョに。このひと手間が、プリン体と塩分をおさえて満足度を大にします。

香味野菜をたっぷり添えて。
レモン汁やオリーブ油のたれで塩分ダウン。

香味野菜たっぷり タイの和風カルパッチョ

材料（1人分）

マダイ（刺し身用さく）………60g
三つ葉 ……………………15g
ねぎ …………………5cm（10g）
青じそ ……………………2枚
みょうが ……………1個（20g）
A しょうゆ・レモン果汁・
　オリーブ油 ……各小さじ1
　練りわさび…… ミニスプーン1

1人分
エネルギー 141kcal
たんぱく質 13.7g
食塩相当量 1.0g

作り方

1 マダイはそぎ切りにする。

2 三つ葉は3cm長さに切り、ねぎは斜め薄切りにする。青じそはせん切りに、みょうがは縦半分に切ってから薄切りにする。合わせて水にさっと放ち、ざるにあげて水けをきる。

3 器に1と2を盛り、混ぜ合わせたAを1にかける。

ひじきをサラダ仕立てに。
ゆで大豆、コーン、きゅうりで噛《か》みごたえ充分。

ひじきと大豆のみそマヨあえ

材料（1人分）

芽ひじき……… 大さじ½（乾4g）
ゆで大豆※ ………大さじ1（15g）
スイートコーン（缶詰め）‥ 大さじ1
きゅうり ……………¼本（25g）
A マヨネーズ…………小さじ1
　みそ ……………………小さじ½
　すり白ごま …………小さじ⅓

※水煮大豆のレトルトや缶詰めでもよい。

1人分
エネルギー 83kcal
たんぱく質 3.6g
食塩相当量 0.5g

作り方

1 芽ひじきは水でもどし、さっと湯通しして湯をきる。きゅうりは8mm角に切る。

2 ボールにAを合わせ、1とゆで大豆、コーンを加えあえる。

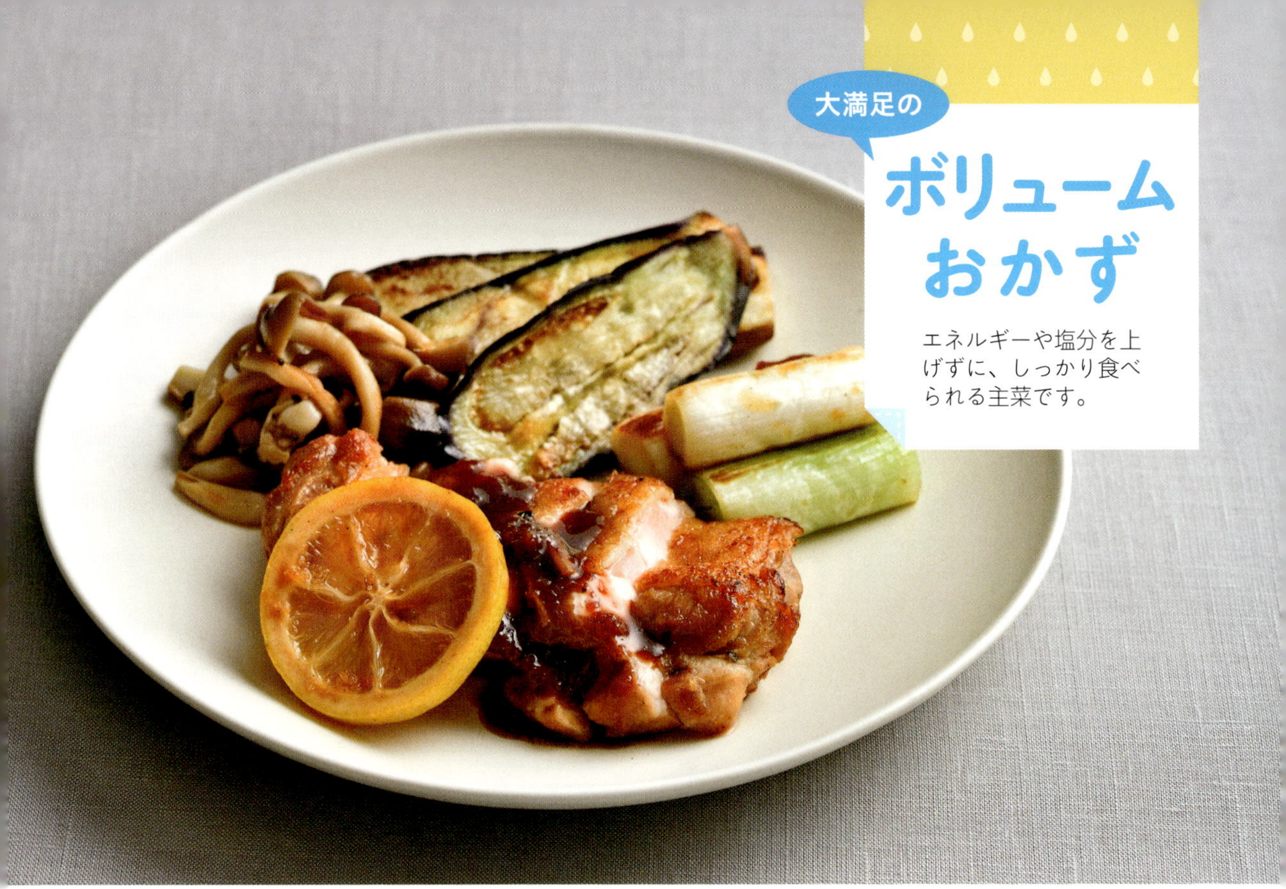

大満足の

ボリュームおかず

エネルギーや塩分を上げずに、しっかり食べられる主菜です。

1人分
エネルギー 253kcal
たんぱく質 15.7g
食塩相当量 1.7g

鶏肉といっしょに野菜も焼いて。レモンの酸味、はちみつのこく、鶏肉のうま味で、たっぷりの野菜も難なく食べられます。

鶏肉とねぎのレモン照り焼き

材料（1人分）

- 鶏もも肉 …… 80g
- 塩 …… ミニスプーン¼
- こしょう …… 少量
- ねぎ …… 25g
- なす …… ½本
- しめじ類 …… 30g
- サラダ油 …… 小さじ½
- A
  - しょうゆ・はちみつ …… 各大さじ½
  - おろししょうが …… 小さじ½
  - 水 …… 大さじ1
  - 酒 …… 小さじ1
  - レモン（輪切り） …… 1枚（10g）

作り方

1 鶏肉は塩、こしょうをふる。

2 ねぎは4㎝長さに切り、なすは縦に5㎜幅に切り、しめじは石づきをとって小房に分ける。

3 フライパンにサラダ油を熱し、鶏肉を皮目を下にして入れ、あいている所に2を入れて焼きつける。

4 余分な油をふきとり、Aを入れて照りが出るまで煮からめる。フライパンからとり出し、鶏肉はあら熱がとれたら食べやすい大きさに切り分ける。

5 器に4を盛り、フライパンに残ったたれをかける。

ひとことアドバイス

鶏肉を焼いたときにフライパンに出てきた脂をキッチンペーパーでふきとれば、エネルギーがカットできます。

ボリュームおかず

1人分
エネルギー 231kcal
たんぱく質 14.2g
食塩相当量 1.2g

トマトの酸味、ハーブやにんにくの風味をきかせてうす味に。
甘栗が食べごたえをプラスします。

鶏肉と栗のトマト煮込み

作り方

1 鶏肉は一口大に切り、塩、こしょうをふる。

2 玉ねぎはくし形に切り、マッシュルームは石づきをとって縦半分に切る。

3 フライパンにオリーブ油とにんにくを入れて火にかけ、香りが立ったら鶏肉を入れて表面にこんがりと焼き色をつけ、にんにくとともにとり出す。

4 3のフライパンに2を入れていため合わせ、鶏肉とにんにくを戻し入れてAを加え、8〜10分煮て、塩とこしょうで調味する。

材料（1人分）

- 鶏もも肉 …… 70g
- 塩 …… ミニスプーン¼
- こしょう …… 少量

玉ねぎ …… ⅛個（25g）
マッシュルーム …… 1個（15g）
オリーブ油 …… 小さじ½
にんにく（薄切り） …… ½かけ

A
- 甘栗 …… 15g
- ローズマリー …… 1枝
- カットトマト（缶詰め） …… 100g
- 水 …… 大さじ2

塩 …… ミニスプーン⅔
こしょう …… 少量

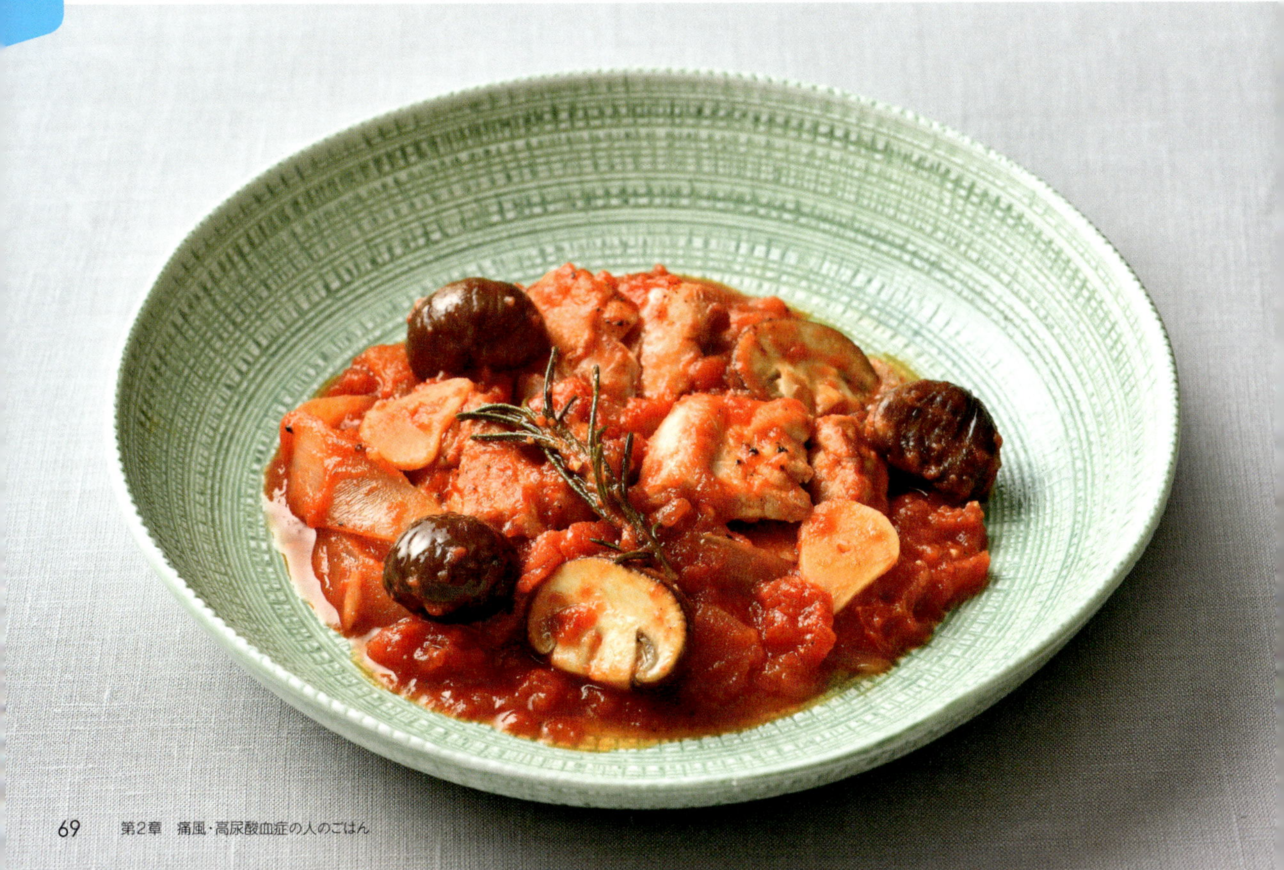

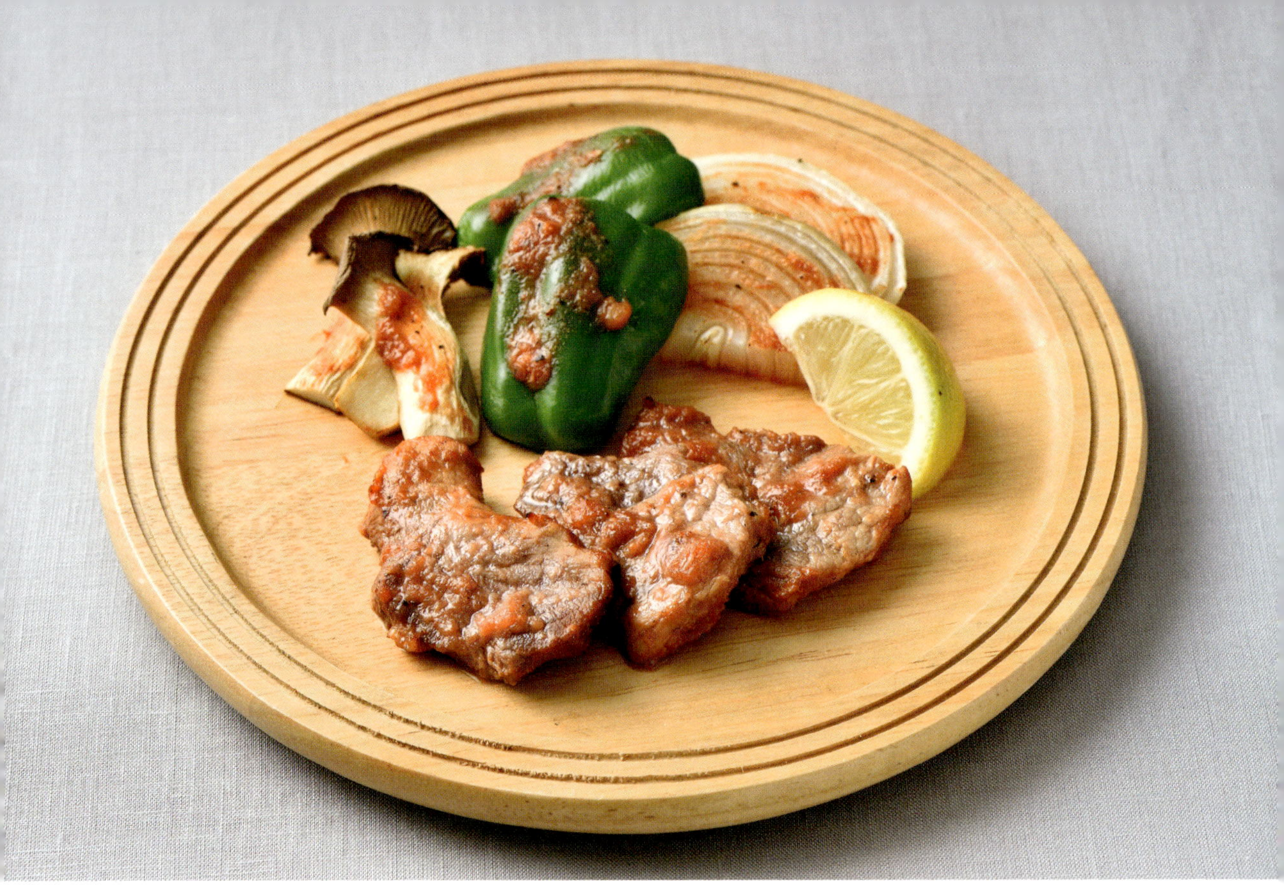

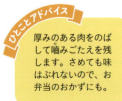

1人分

エネルギー
232kcal

たんぱく質
17.6g

食塩相当量
1.4g

豚肉に下味をつけてから手作りバーベキューソースにからめると、
適塩でも味はしっかり。レモン汁の酸味と風味を絞りかけて。

豚もも肉と彩り野菜のＢＢＱグリル

作り方

1 豚肉は1.5cm厚さに切り、包丁の背などでたたき、塩、こしょうをふる。

2 ポリ袋などに**A**を混ぜ合わせ、**1**を入れて20〜30分おく。

3 玉ねぎは1cm幅の半月切りにし、ピーマンは縦半分に切って種をとり、エリンギは縦に薄く切る。

4 魚焼きグリルに**2**と**3**を並べ、ポリ袋に残ったたれを野菜に塗り、こんがりと焼く。

5 器に**4**を盛り、レモンを添える。

材料（1人分）

豚ももかたまり肉……80g
塩……ミニスプーン½
こしょう……少量

A
トマトケチャップ……小さじ1
中濃ソース……小さじ½
しょうゆ・おろしにんにく……各小さじ⅓
おろし玉ねぎ……大さじ1

玉ねぎ……¼個
ピーマン……1個
エリンギ……½本（20g）
レモン（くし形切り）……1切れ（10g）

ひとことアドバイス

厚みのある肉をのばして噛《か》みごたえを残します。さめても味はぶれないので、お弁当のおかずにも。

1人分
エネルギー
255kcal
たんぱく質
13.7g
食塩相当量
1.4g

薄切り肉で野菜を巻いてかさ増しに。
かぼちゃの甘味、黒酢のこく、とうがらしの辛味が味の決め手です。

かぼちゃとさやいんげんの豚肉巻き 黒酢ソース

作り方

1 かぼちゃは3等分のくし形に切り、電子レンジで1分30秒ほど加熱する。さやいんげんは筋をとり、色よくゆでて3等分に切る。

2 豚肉を広げて塩とこしょうをふり、1を等分にのせて巻く。

3 フライパンにサラダ油を熱し、2を入れて表面をこんがりと焼き、Aを加えてふたをして中まで火を通す。ふたをとって照りが出るまで煮からめる。

4 器に3を盛り、香菜を添える。

材料（1人分）

- 豚ロース薄切り肉 ……3枚（60g）
- 塩 ……ミニスプーン½弱（0.5g）
- こしょう ……少量

かぼちゃ ……皮つき60g
さやいんげん ……3本（20g）
サラダ油 ……小さじ½

A
- しょうゆ・黒酢※・酒 ……各小さじ1
- 砂糖 ……小さじ⅓
- 赤とうがらし（輪切り）……少量

香菜《しゃんつぁい》 ……適量（5g）

※米酢または穀物酢で代用できる。

ひとことアドバイス
豚肉は、余分な脂肪を切り落とせばエネルギーが減らせます。

ボリュームおかず

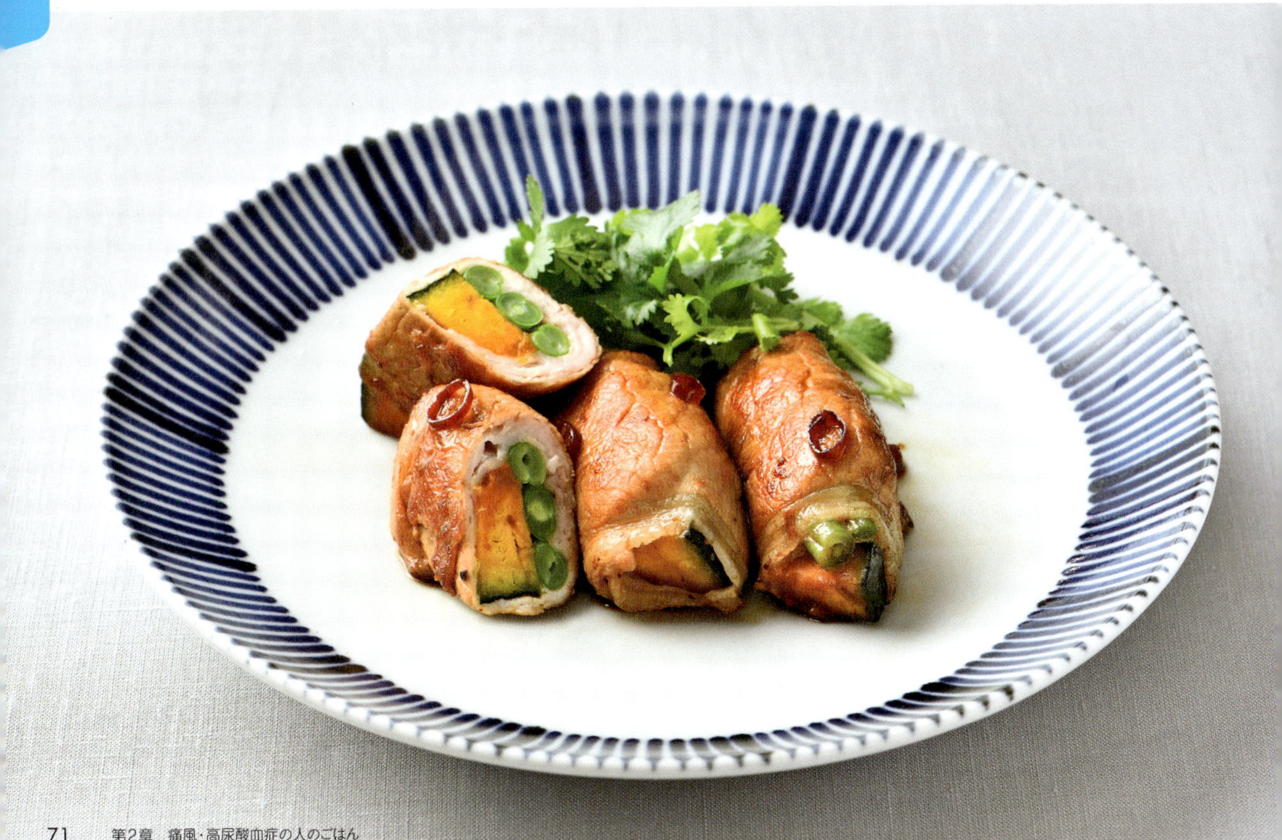

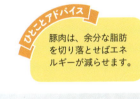

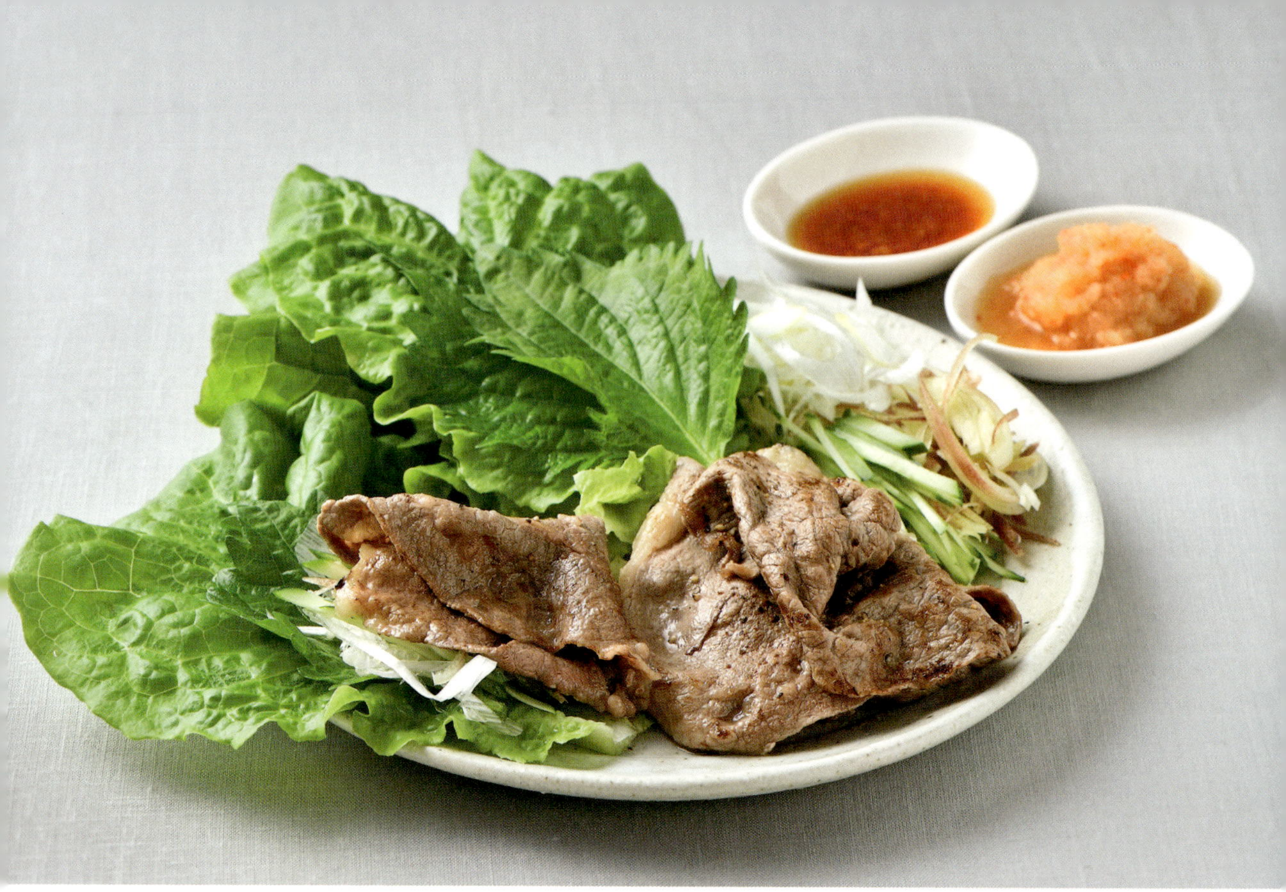

1人分

エネルギー
294kcal

たんぱく質
14.8g

食塩相当量
1.4g

**肉を野菜で巻いて食べるとボリュームが感じられます。
さっぱり味とこっくり味のつけだれを用意し、選ぶ楽しみも。**

焼きしゃぶしゃぶ

作り方

1 牛肉は塩、こしょうをふり、フライパンでさっと焼く。

2 みょうがは縦に薄く切り、きゅうりは細切りにする。ねぎは斜めに薄く切って水にさらし、水けをきる。

3 器に1とサンチュ、青じそ、2を盛る。混ぜ合わせたAとBをそれぞれ別皿に入れて添える。

材料（1人分）

牛肩ロース肉（しゃぶしゃぶ用）……80g
塩……ミニスプーン¼
こしょう……少量
みょうが……大½個（10g）
きゅうり・ねぎ……各15g
サンチュ……3枚（20g）
青じそ……3枚

《もみじおろしポン酢》
A
一味とうがらし……少量
おろし大根……30g
ポン酢しょうゆ……小さじ2

《にんにくだれ》
B
おろしにんにく……小さじ¼
しょうゆ・ごま油・酢……各小さじ½
砂糖……ミニスプーン1

1人分
エネルギー
255kcal
たんぱく質
17.3g
食塩相当量
1.1g

低脂肪の赤身ひき肉を使って。ひき肉は焼き縮みをしてしまうので、じゃが芋を芯にしたミートボールに仕立てます。

ポテト入りミートボール

作り方

1 じゃが芋はスティック状に3本に切って水にさらし、耐熱の容器に入れてラップをかけ、電子レンジで1分30秒加熱する。あら熱がとれるまでおく。

2 ひき肉に塩とこしょうを入れてよく練り混ぜ、Aを加えて混ぜ合わせる。

3 2を3等分にして丸め、つぶして1を置き、包む。

4 フライパンにオリーブ油を熱し、3を入れて表面をこんがりと焼き、ふたをして中まで火を通す。

5 器にサラダ菜を敷き、4を盛って混ぜ合わせたBをかけ、ミニトマトを添える。

材料（1人分）

牛赤身ひき肉……80g
塩……ミニスプーン¾
こしょう……少量
A 玉ねぎ（みじん切り）……10g
A おろしにんにく……小さじ¼
A クミン……少量
じゃが芋……中½個（50g）
オリーブ油……小さじ½
B トマトケチャップ・プレーンヨーグルト……各小さじ1
B レモン果汁……小さじ½
B こしょう……少量
サラダ菜……2枚（15g）
ミニトマト……2個

ひとことアドバイス

クミンはカレーの香りがするスパイス。粉末と粒状のものがあります。手に入らない場合はカレー粉で代用できます。

ボリュームおかず

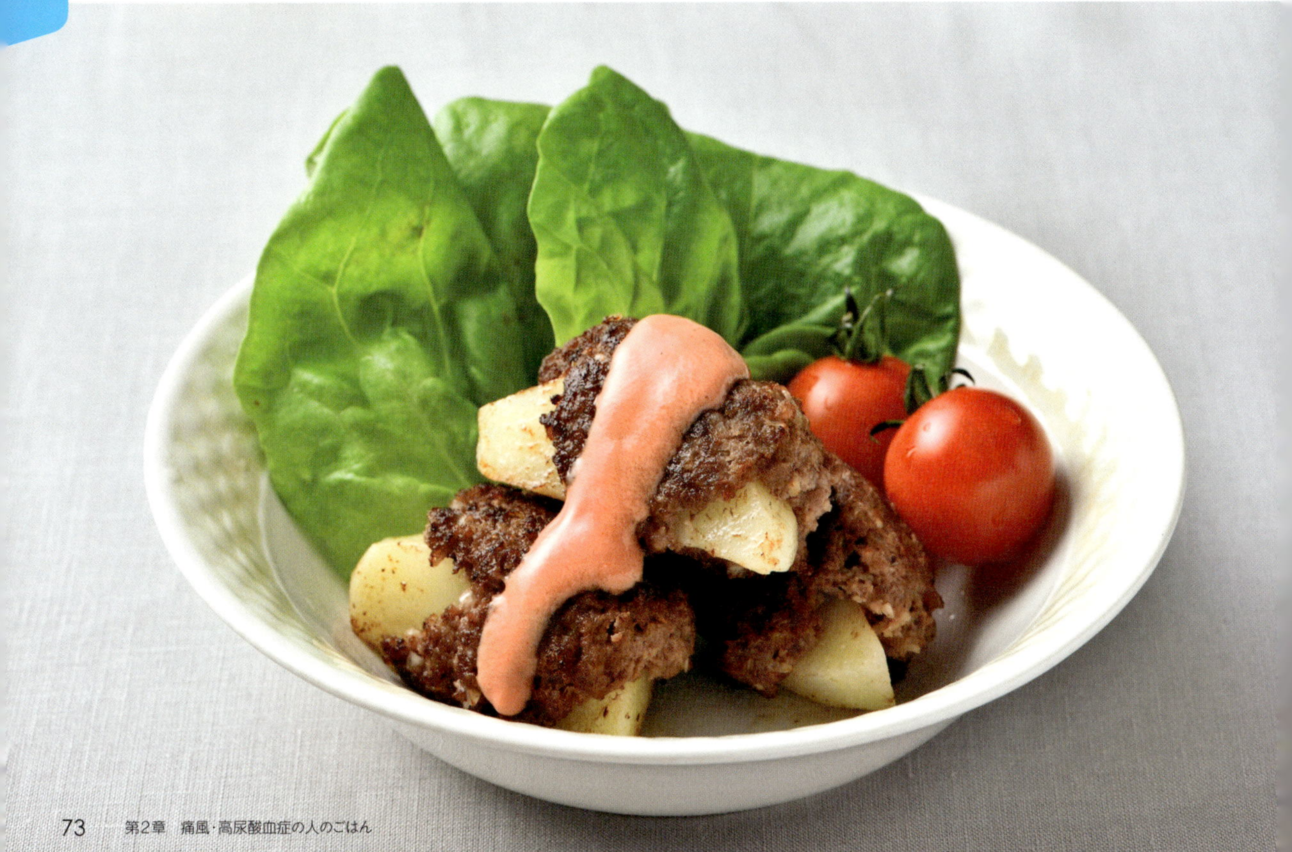

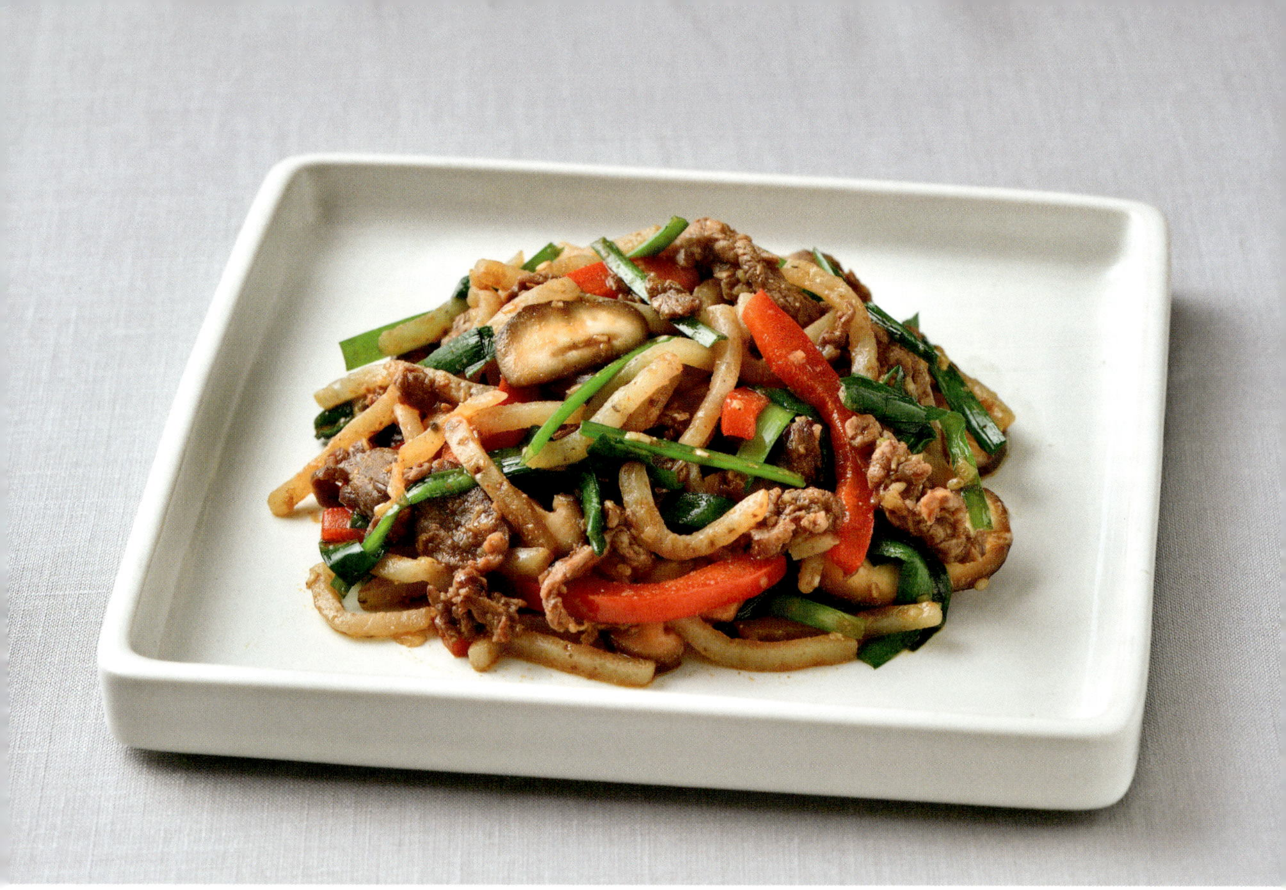

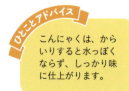

1人分
エネルギー 244kcal
たんぱく質 14.3g
食塩相当量 1.4g

肉と同じぐらいの量のこんにゃくを加えてボリュームアップすれば、ヘルシーな仕上がりに。

牛肉とつきこんにゃくのチャプチェ

作り方

1 牛肉は一口大に切り、混ぜ合わせたAをもみ込む。

2 つきこんにゃくは水で洗い、水けをきる。赤パプリカは細切りにし、しいたけは石づきをとって薄く切り、にらは4cm長さに切る。

3 フライパンにつきこんにゃくを入れてからいりし、ごま油を加えて1をいため、色が変わったら赤パプリカ、にら、しいたけを入れていため合わせる。

材料（1人分）

	牛もも薄切り肉	60g
A	コチュジャン・しょうゆ・酒・すり白ごま	各小さじ1
A	砂糖	小さじ½
A	ねぎ（みじん切り）	10g
A	おろしにんにく	小さじ⅓
	つきこんにゃく	50g
	赤パプリカ・にら	各20g
	生しいたけ	1個
	ごま油	小さじ½

ひとことアドバイス

こんにゃくは、からいりすると水っぽくならず、しっかり味に仕上がります。

ボリュームおかず

1人分

エネルギー 254kcal

たんぱく質 19.2g

食塩相当量 1.8g

鶏手羽肉は見ためのかさが多く、
食べるのに時間がかかるので早食いを防ぎます。

鶏手羽肉とかぶのスープ煮

材料（1人分）

- 鶏手羽肉 …… 3本（100g）
- 塩 …… ミニスプーン$\frac{3}{4}$

かぶ（茎を根元から2cm残す） …… 1個

かぶの葉 …… 6本（20g）

しょうが（薄切り） …… $\frac{1}{2}$かけ

水 …… 1カップ

結びこんぶ …… 小3個（3g）

酒 …… 大さじ1

A
- 塩 …… ミニスプーン$\frac{2}{3}$
- うす口しょうゆ …… 小さじ$\frac{1}{3}$

あらびき黒こしょう …… 少量

作り方

1 鶏肉は塩をふって15分ほどおき、水けをふきとる。なべに水、結びこんぶ、酒を入れる。

2 かぶは四つ割りにし、茎に残った土を洗う。かぶの葉は3cm長さに切る。

3 1のなべに鶏肉としょうがを入れて火にかけ、沸騰したらアクをとり、弱火にして15〜20分煮る。

4 3にかぶを入れて竹串が通るまで煮て、葉を加えて火を通し、Aで味をととのえる。器に盛り、あらびき黒こしょうをふる。

ひとことアドバイス

作り方4で、かぶに火が通りすぎないようにしましょう。竹串がスッと通る一歩手前がベストです。

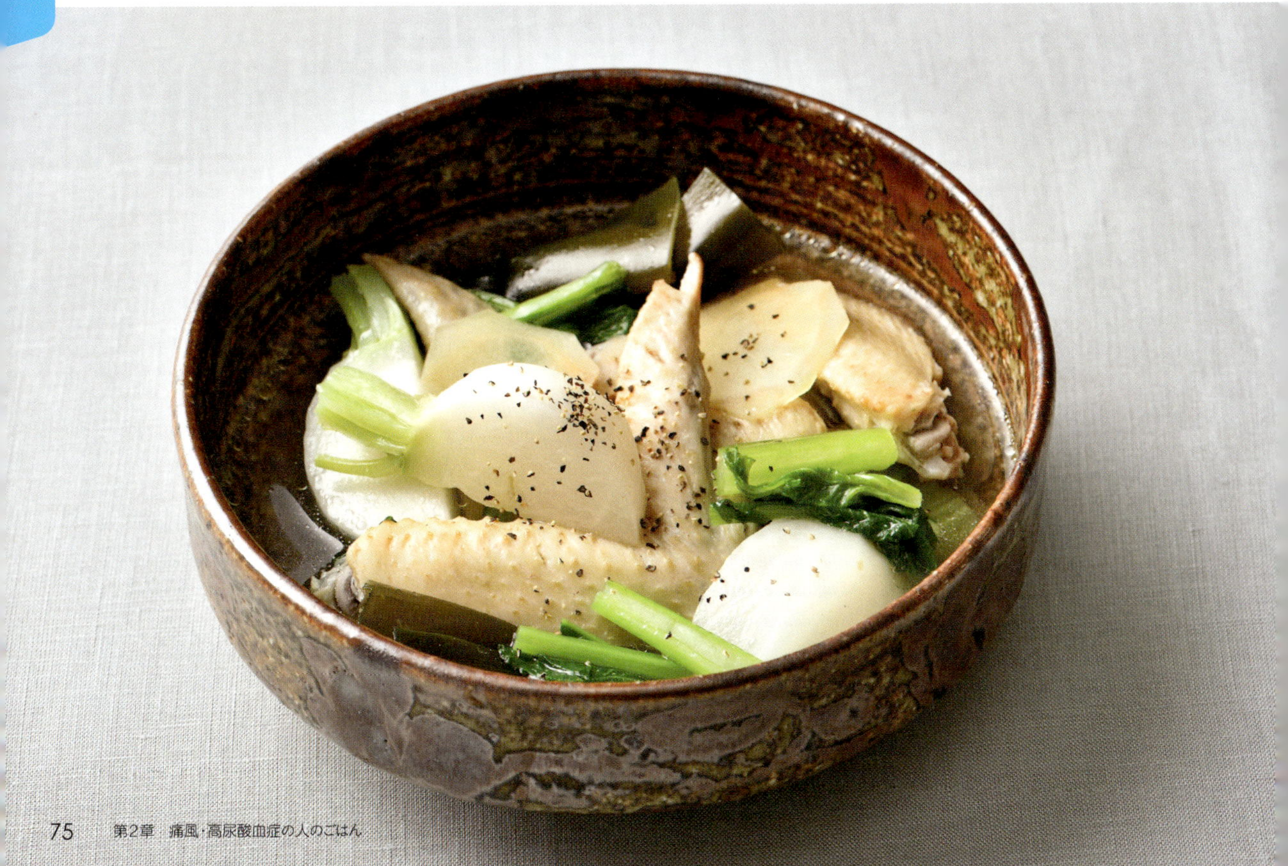

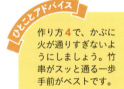

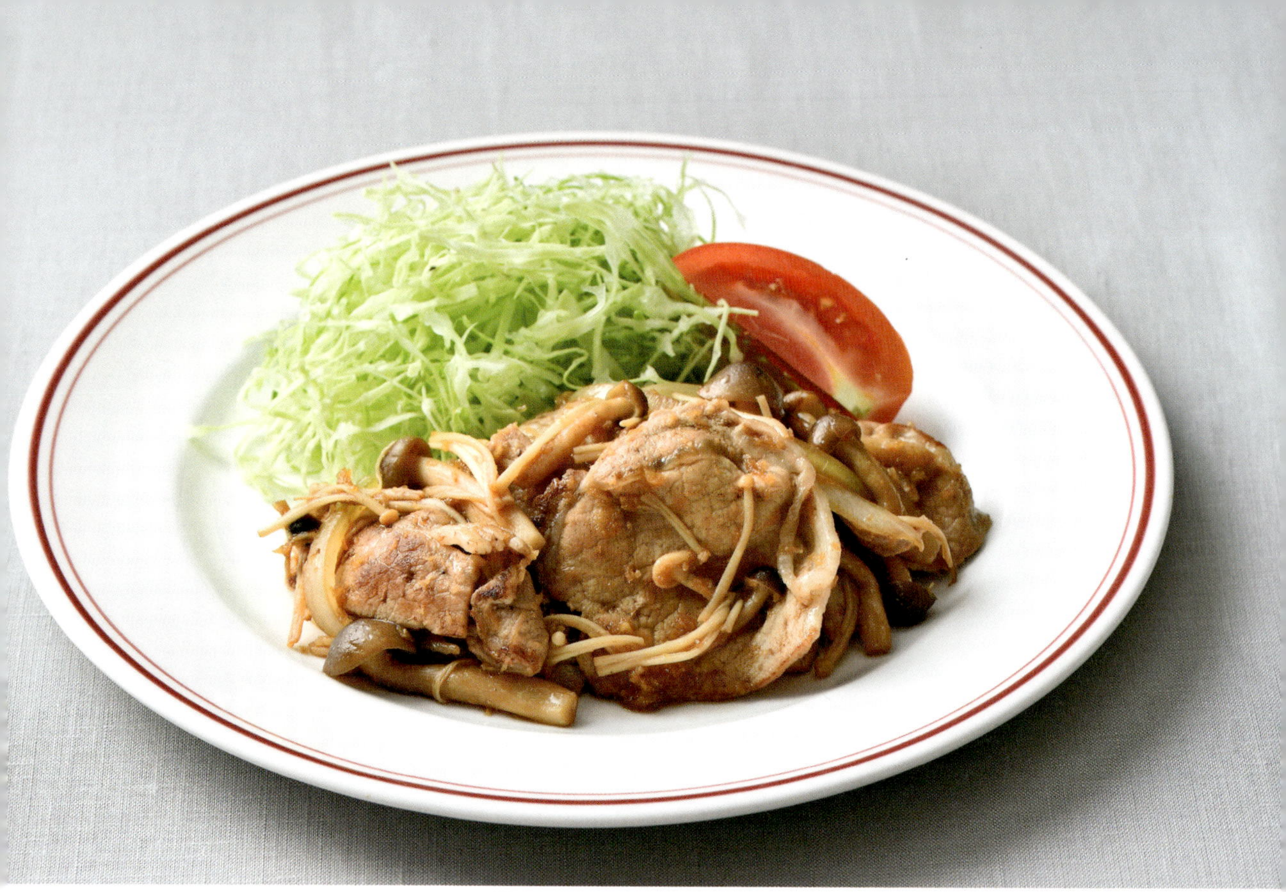

しょうが焼き用の豚肉のかわりに、薄切り肉やしゃぶしゃぶ用肉を使えば、焼き縮みしても見ための満足感はあります。

豚肉ときのこのしょうが焼き

1人分
エネルギー 260kcal
たんぱく質 16.7g
食塩相当量 1.4g

作り方

1 しょうがはすりおろし、汁を絞る。おろしたしょうがはBと合わせる。キャベツはせん切りにする。

2 Aと1のしょうが汁を混ぜ合わせ、豚肉にからめる。

3 しめじは石づきをとってほぐし、えのきたけは石づきをとって半分に切り、玉ねぎはくし形に切る。

4 フライパンにサラダ油を熱して玉ねぎをいため、2を加えていため合わせる。しめじ、えのきたけを加え、Bを加えてからめる。

5 器に1のせん切りキャベツと4を盛り、トマトを添える。

材料（1人分）

豚ロース薄切り肉……70g
A［しょうゆ・酒……各小さじ½
しょうが……1かけ
キャベツ……50g
しめじ類……30g
えのきたけ……20g
玉ねぎ……25g
B［しょうゆ……小さじ1
　砂糖……小さじ⅓
　みりん……小さじ½
サラダ油……小さじ½
トマト（くし形切り）……1個（20g）

ひとことアドバイス
つけ合わせのキャベツは、豚肉のしょうが焼きといっしょに食べればドレッシングは不要です。

1人分
エネルギー 222kcal
たんぱく質 17.3g
食塩相当量 1.5g

タイを焼いてから煮るとこくが加わり、満足度がアップします。
練りわさびと三つ葉で風味を添えます。

タイのおろし煮　わさび添え

作り方

1 タイはそぎ切りにし、塩をふって10分ほどおく。酒をふりかけて水けをふきとり、かたくり粉をまぶす。

2 フライパンにサラダ油を熱し、1を入れて両面をこんがりと焼く。

3 小なべにおろし大根、こんぶだしを入れて煮立て、Aで味をととのえ、2を入れてさっと煮る。

4 器に3を盛り、練りわさびと2cm長さに切った三つ葉をのせる。

材料（1人分）

- タイ……1切れ（80g）
- 塩……ミニスプーン¼
- 酒・かたくり粉……各小さじ1
- サラダ油……小さじ1
- おろし大根……50g
- こんぶだし……⅖カップ（80mℓ）
- A
  - うす口しょうゆ……小さじ½
  - 塩……ミニスプーン⅓
  - みりん……小さじ1
- 練りわさび……ミニスプーン1
- 三つ葉……少量（5g）

ひとことアドバイス

作り方3で、おろし大根は甘味が出るまで煮るとおいしい。フライパンで焼いたタイを加えたら、さっと煮て仕上げます。

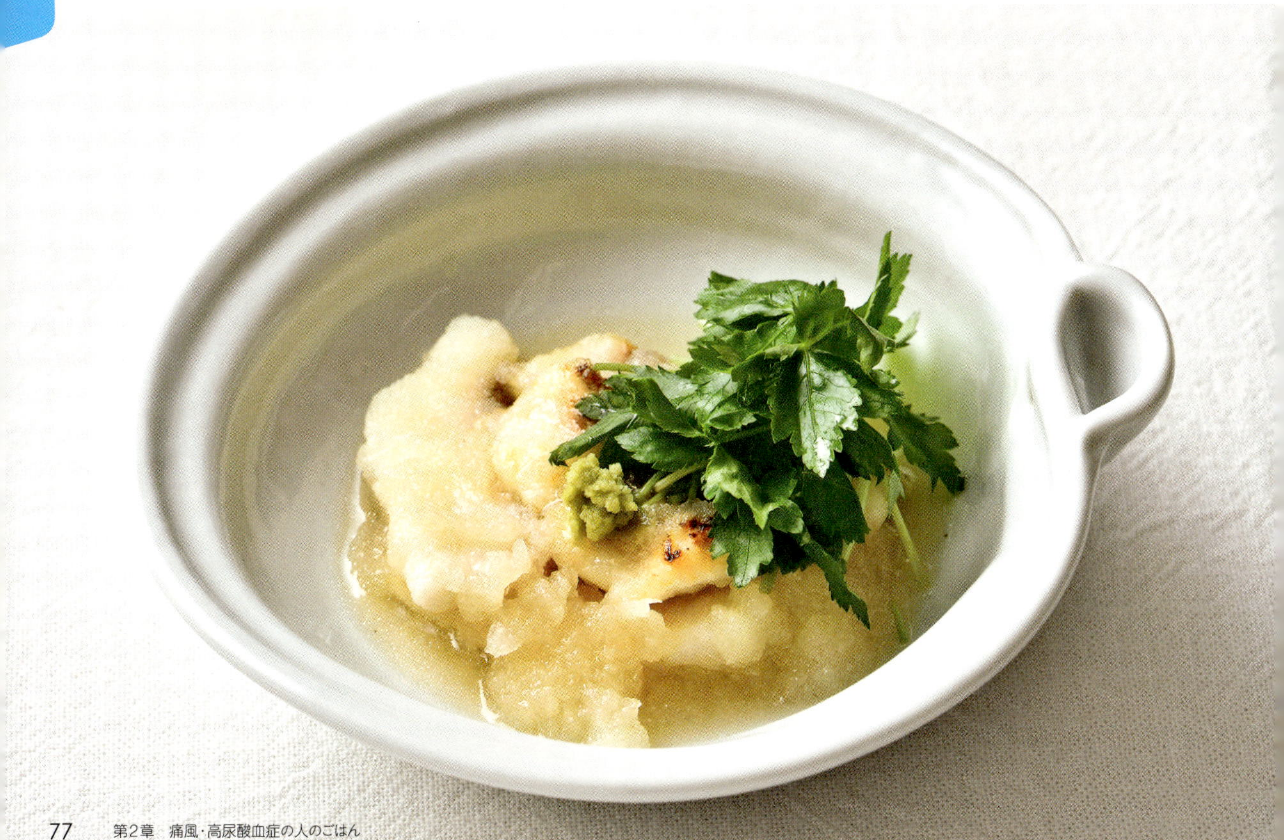

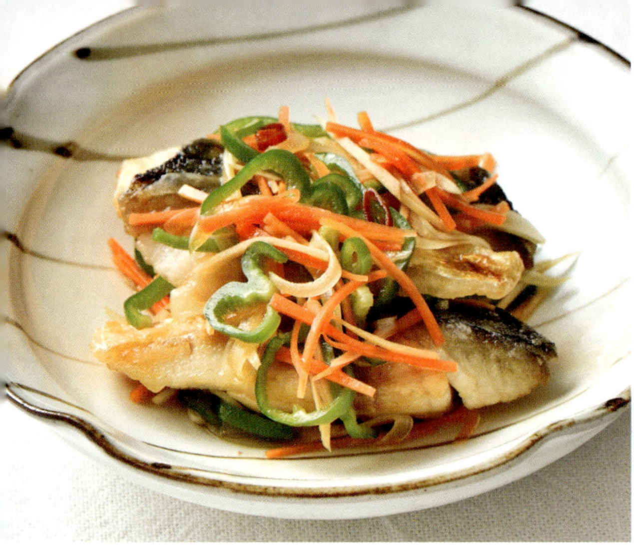

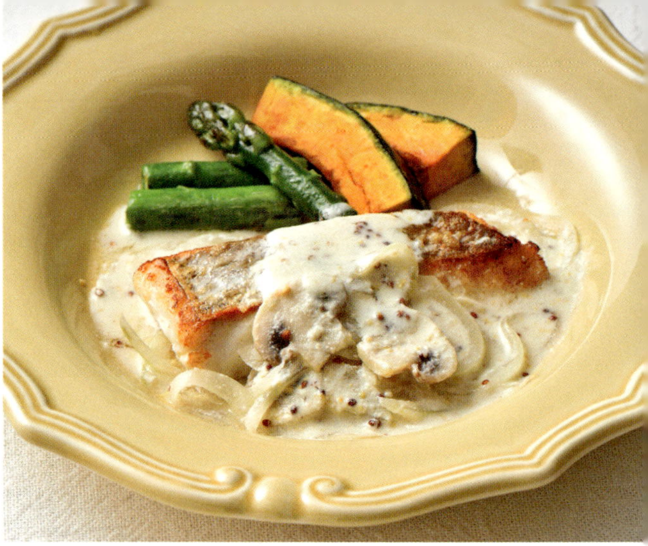

サバは揚げずにこんがり焼いて。
しょうがが味のアクセントに。

焼きサバの南蛮漬け

材料（1人分）

- サバ……1切れ（80g）
- 塩……ミニスプーン¼
- かたくり粉……小さじ1
- 玉ねぎ……¼個（50g）
- にんじん……10g
- ピーマン……½個（15g）
- しょうが（せん切り）……⅕かけ
- A
  - しょうゆ・酢……各小さじ1
  - 砂糖……小さじ⅓
  - 赤とうがらし（輪切り）……少量
- サラダ油……小さじ½

1人分
エネルギー 259kcal
たんぱく質 17.6g
食塩相当量 1.4g

作り方

1. サバは3等分のそぎ切りにし、塩をふって10分ほどおく。水けをふきとってかたくり粉をまぶす。
2. 玉ねぎは薄く切り、にんじんはせん切りに、ピーマンは細切りにする。
3. バットなどにAを混ぜ合わせ、2としょうがを加える。
4. フライパンにサラダ油を熱し、1を入れてこんがりと焼く。熱いうちに3に加えてからめ、味をなじませる。

豆乳を使ったこくのあるソースを、
カリッと焼いたタイにかけます。

タイとマッシュルームの粒入りマスタードソース

材料（1人分）

- タイ……1切れ（80g）
- 塩……ミニスプーン¼
- こしょう……少量
- 玉ねぎ……⅛個（25g）
- マッシュルーム……1個（15g）
- グリーンアスパラガス……1本（20g）
- かぼちゃ……皮つき30g
- オリーブ油……小さじ½
- 白ワイン……大さじ½
- 豆乳（成分無調整）……¼カップ
- A
  - 粒入りマスタード……小さじ½
  - 塩……ミニスプーン¾
  - こしょう……少量

1人分
エネルギー 219kcal
たんぱく質 20.5g
食塩相当量 1.3g

作り方

1. タイは塩をふって10分ほどおき、水けをふきとってこしょうをふる。
2. 玉ねぎ、マッシュルームはそれぞれ薄切りにする。
3. アスパラガスはかたい部分を切り落とし、はかまをとって3等分にする。かぼちゃはくし形に切り、電子レンジで1分加熱する。
4. フライパンにオリーブ油を熱し、1と3をこんがりと焼き、器に盛る。
5. 4のフライパンに玉ねぎとマッシュルームを入れてしんなりとなるまでいためる。白ワインを入れてアルコール分をとばし、豆乳を入れて温め、Aで味をととのえて4のタイにかける。

ボリュームおかず

1人分
エネルギー 245kcal
たんぱく質 17.4g
食塩相当量 1.5g

焼き魚、煮魚になりがちなサバをいため物に仕立てました。
カレー粉、ケチャップ、しょうゆが複雑な味を醸します。

サバとカリフラワーのカレーいため

作り方

1 サバはそぎ切りにして塩をふり、10分ほどおく。水けをふきとってこしょうをふり、Aをまぶす。

2 カリフラワーは小房に分けて８mm幅に切り、玉ねぎはくし形切りに、さやいんげんは色よくゆでて４cm長さに切る。

3 フライパンにサラダ油を熱し、1と2を焼きつけるようにいためる。余分な油をふきとり、Bを加えてからめる。

材料（1人分）

	サバ	1切れ（70g）
	塩	ミニスプーン¼
	こしょう	少量
A	小麦粉	小さじ1
A	カレー粉	小さじ⅛
	カリフラワー	50g
	玉ねぎ	⅛個（25g）
	さやいんげん	３本（20g）
	サラダ油	小さじ½
B	しょうゆ・酒	各小さじ1
B	トマトケチャップ	小さじ½
B	こしょう	少量

ひとことアドバイス
サバと野菜は焼きつけるように火を通すと、油を控えることができます。

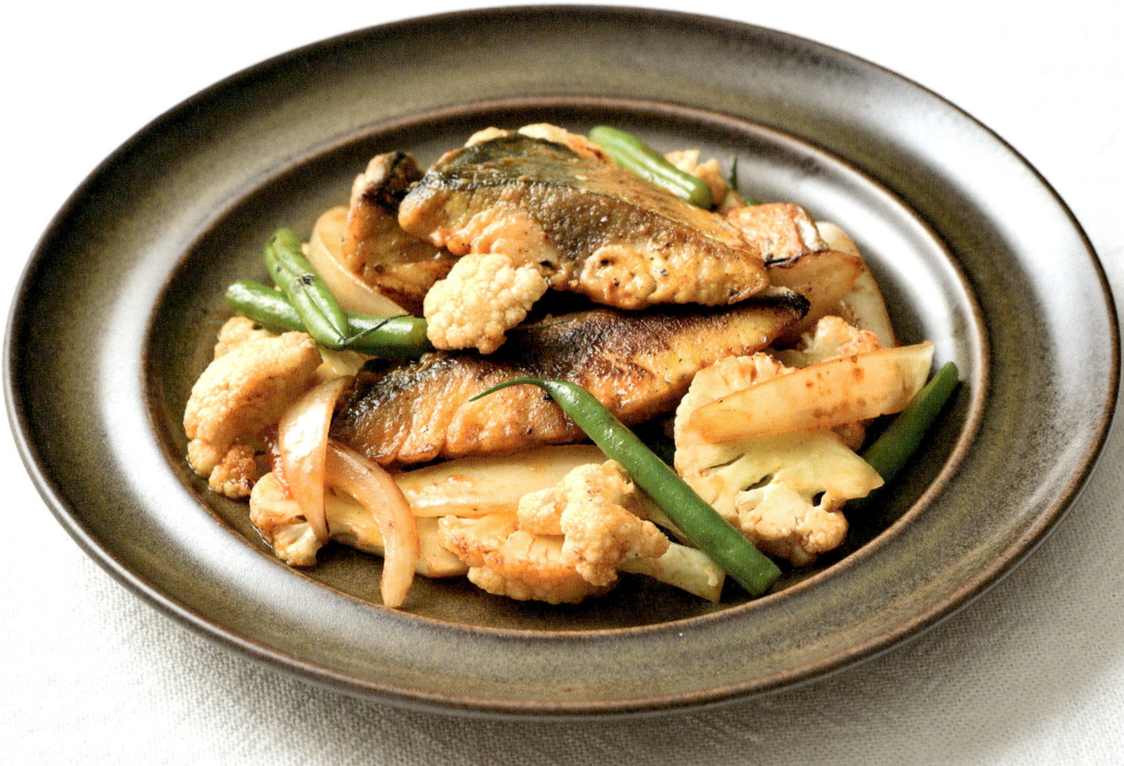

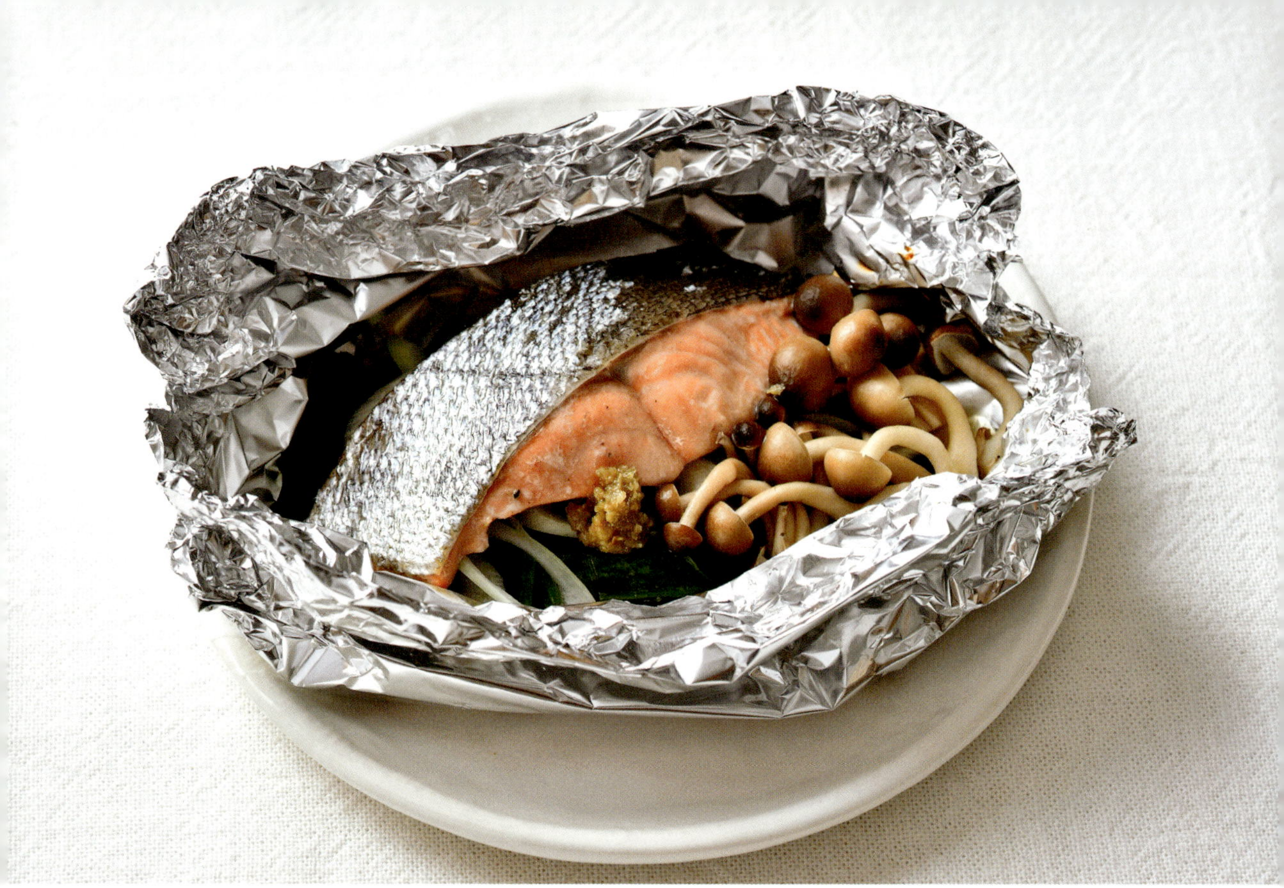

1人分
エネルギー 157kcal
たんぱく質 20.0g
食塩相当量 1.4g

野菜やきのこといっしょにサケをふっくらと蒸し焼きにします。
風味づけには少量のバターを使います。

サケときのこのホイル蒸し ゆずこしょう風味

作り方

1 サケは塩をふって10分ほどおき、水けをふきとる。

2 しめじは石づきをとって小房に分ける。ほうれん草は色よくゆでて4cm長さに切る。ねぎは斜めに薄く切る。

3 アルミ泊《はく》を広げてほうれん草、ねぎ、サケ、しめじを置き、その上に**A**をのせて包み、オーブントースターで10〜13分焼く。

4 アルミ泊《はく》を開き、ゆずこしょうを置く。

材料（1人分）

(サケ・塩)
- サケ……1切れ（80g）
- 塩……ミニスプーン¼

しめじ類……25g
ほうれん草……50g
ねぎ……10g

A (
- バター……小さじ1（4g）
- しょうゆ……小さじ½
)

ゆずこしょう……小さじ⅙（2g）

ひとことアドバイス

生ザケが手に入らず、脂肪が多いサーモンを使う場合はバターを除きます。甘塩ザケを使う場合は酒をふってしばらくおき、水けをふきとって。下味の塩は不要です。

1人分
エネルギー 266kcal
たんぱく質 22.5g
食塩相当量 1.6g

**サケの味わい、白菜とねぎの甘味が牛乳とよく合います。
ふたをし、食材の水分で蒸し煮にします。**

サケと白菜のミルクスープ煮

作り方

1 サケは一口大に切って塩をふり、10分ほどおく。水けをふいてこしょうをふり、小麦粉をまぶす。

2 白菜は一口大に切り、しいたけは石づきをとって薄く切る。ねぎは3㎝長さに切ってから縦半分に切る。

3 小さめのフライパン（または小なべ）にオリーブ油を熱し、1を両面こんがりと焼いてとり出す。

4 3のフライパンに2を入れていため合わせ、サケを戻し入れる。Aを加えてふたをし、沸騰したら火を弱めて10分ほど煮る。

5 4に牛乳を加えて温め、塩とこしょうで味をととのえてチーズを散らす。

材料（1人分）

	サケ	1切れ（60g）
	塩	ミニスプーン¼
	こしょう	少量
	小麦粉	小さじ½
白菜		1枚（80g）
生しいたけ		1個
ねぎ		20g
オリーブ油		小さじ½
A	酒	大さじ1
	こんぶだし	¼カップ
牛乳		½カップ
塩		ミニスプーン¾
こしょう		少量
とろけるタイプのチーズ		15g

ボリュームおかず

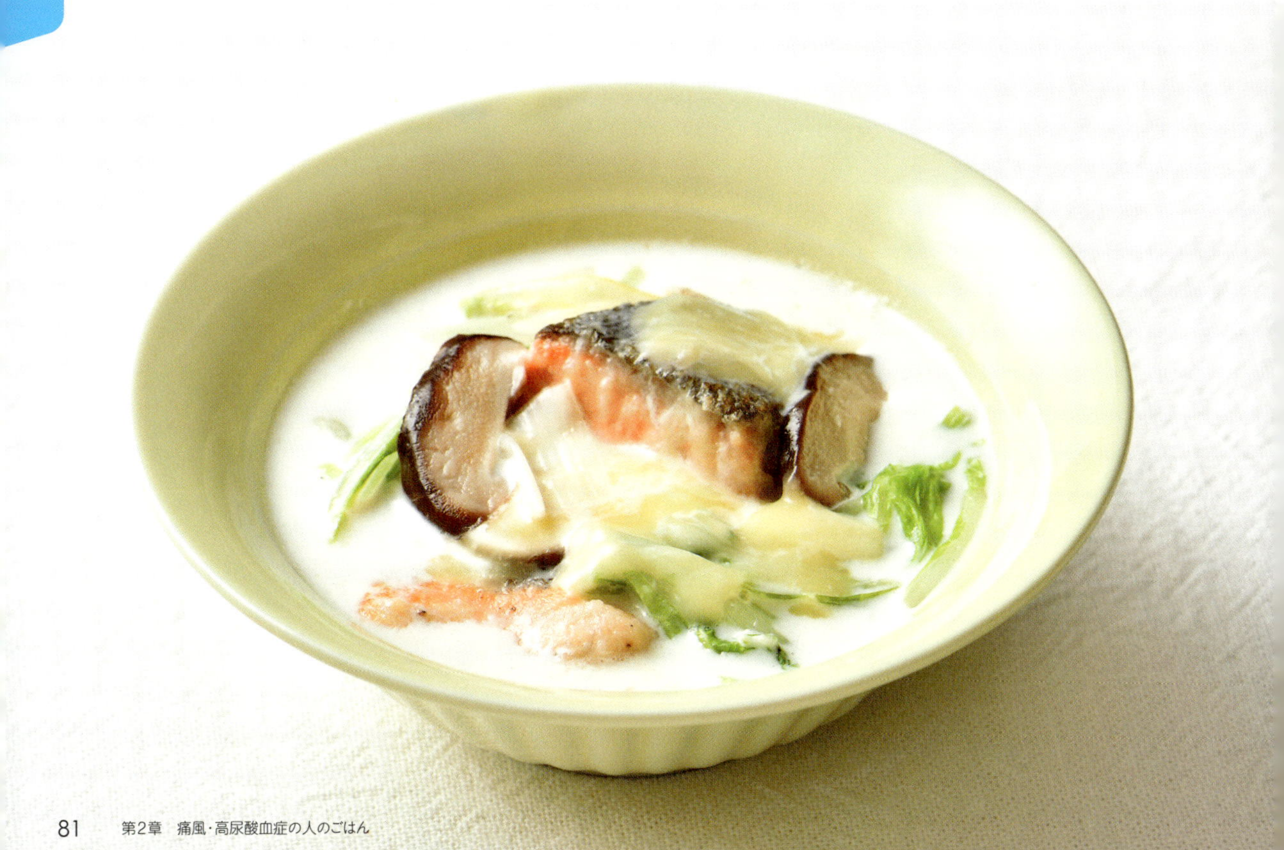

1人分

エネルギー
219kcal

たんぱく質
17.4g

食塩相当量
1.4g

うま味が強いサワラをたっぷりの野菜と合わせ、
ごま油と塩、ねぎのシンプルな味わいのいため物に。

サワラと小松菜のねぎ塩いため

作り方

1 サワラはそぎ切りにし、塩をふって10分ほどおき、水けをふきとってこしょうをふる。

2 小松菜は4cm長さに切り、赤パプリカは細切りにする。ねぎはみじん切りにする。

3 フライパンにごま油小さじ½を熱し、1を両面こんがりと焼いてとり出す。

4 3のフライパンをさっとふき、残りのごま油としょうがを入れて火にかける。香りが立ったら小松菜と赤パプリカを入れていため合わせる。3のサワラとねぎを入れていため合わせ、塩とこしょうで味をととのえる。

材料（1人分）

- サワラ……1切れ（80g）
- 塩……ミニスプーン¼
- こしょう……少量
- 小松菜……50g
- 赤パプリカ……30g
- ねぎ……15g
- しょうが（みじん切り）……½かけ
- ごま油……小さじ1½
- 塩……ミニスプーン1弱（1g）
- こしょう……少量

ひとことアドバイス

サワラはごま油で焼くと風味が加わります。野菜をいため合わせる前には、フライパンに残った油をふきとると、魚のくせが野菜にうつりません。

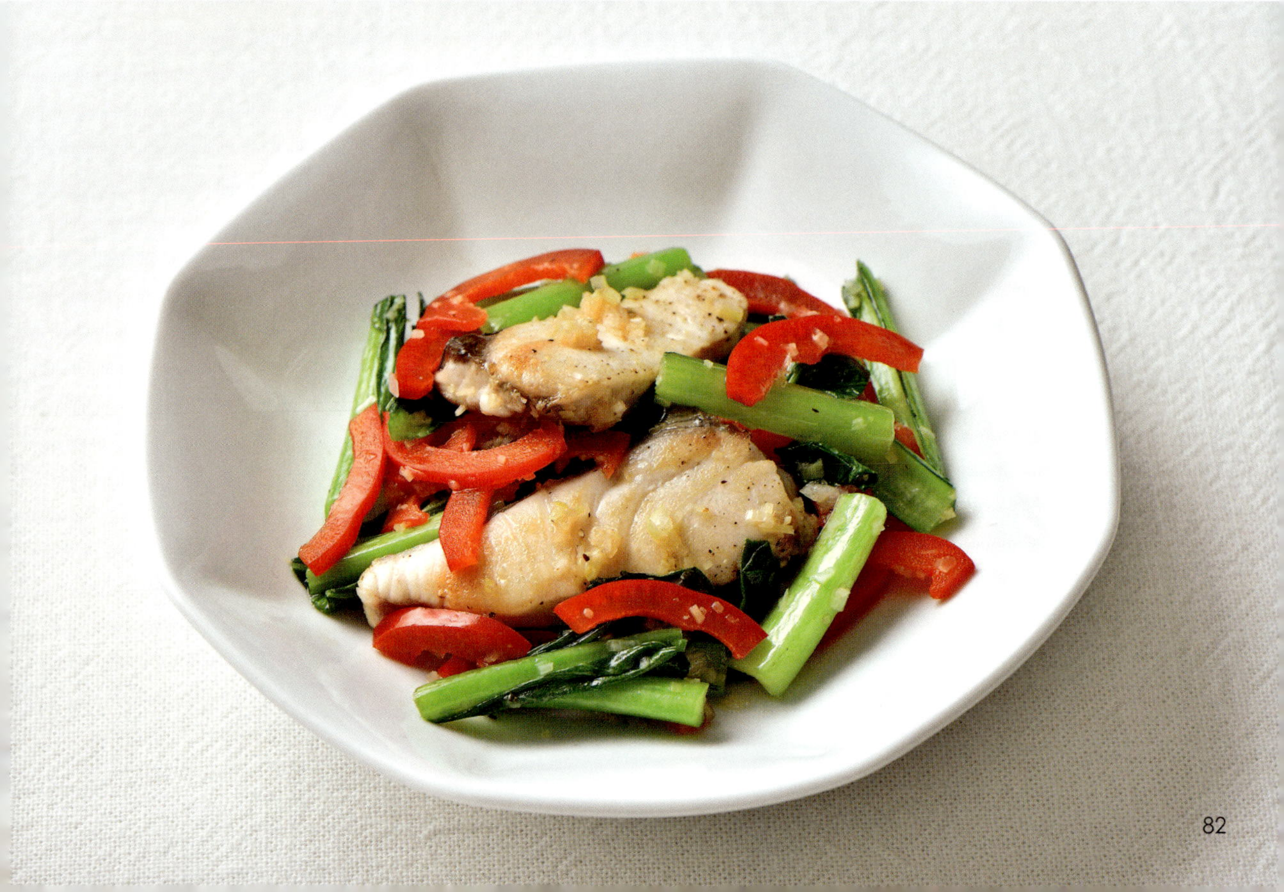

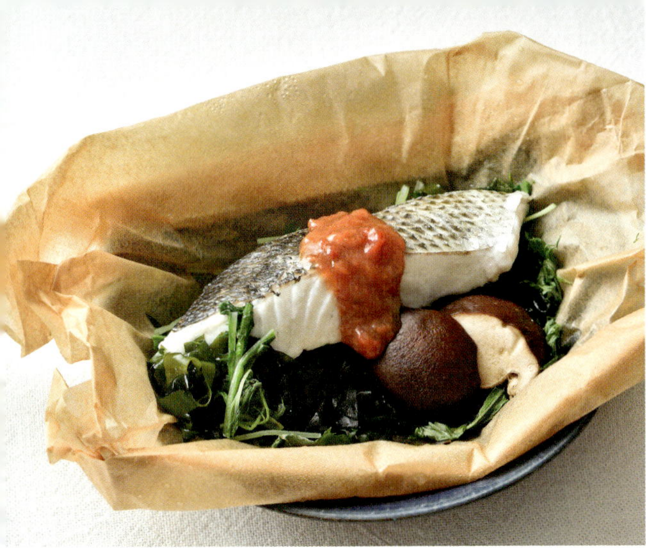

食材の水分を利用し、スズキを
電子レンジでやわらかく蒸します。

スズキと水菜のレンジ蒸し

材料（1人分）

- スズキ……1切れ（80g）
- 塩……ミニスプーン¼
- 水菜……60g
- 生しいたけ……1個
- わかめ（湯通し塩蔵わかめ）……15g（もどして22.5g）
- こんぶ……1枚（5×5㎝）
- A
  - 梅肉……小さじ1
  - みりん……小さじ½
  - うす口しょうゆ……小さじ⅓

1人分
エネルギー 138kcal
たんぱく質 18.2g
食塩相当量 1.6g

作り方

1. スズキは塩をふって10分ほどおき、水けをふきとる。こんぶは酒少量でもどす。
2. 水菜は4㎝長さに切り、しいたけは石づきをとって半分に切る。わかめは水でもどして食べやすい大きさに切る。
3. 30×30㎝に切ったオーブンシートにこんぶを敷き、スズキと**2**を置いて包む。電子レンジで3分加熱する。
4. オーブンシートを開き、混ぜ合わせた**A**をかける。

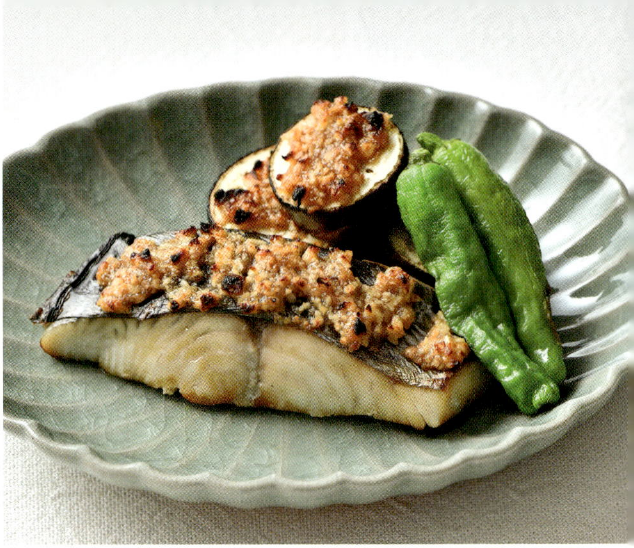

香ばしく焼いたくるみみそは
野菜にも合います。

サワラのくるみみそ焼き

材料（1人分）

- サワラ……1切れ（80g）
- A しょうゆ・酒……各小さじ1
- なす……½本（40g）
- ししとうがらし……2本（14g）
- くるみ（ローストタイプ）……10g
- B
  - みそ・みりん……各小さじ1
  - 砂糖……小さじ½

1人分
エネルギー 261kcal
たんぱく質 19.3g
食塩相当量 1.3g

作り方

1. サワラは水けをふきとって**A**をからめ、10～15分おく。
2. なすは輪切りにして水にさらし、水けをきる。ししとうがらしは、つまようじなどで穴を数か所あける。
3. くるみは細かく刻み、**B**を合わせる。
4. 魚焼きグリルを熱し、**1**と**2**をのせて焼く。5分ほどたったら、ししとうがらしをとり出す。サワラとなすに**3**を塗り、こんがりと焼き色がつくまで焼いたら器に盛り、ししとうがらしを添える。

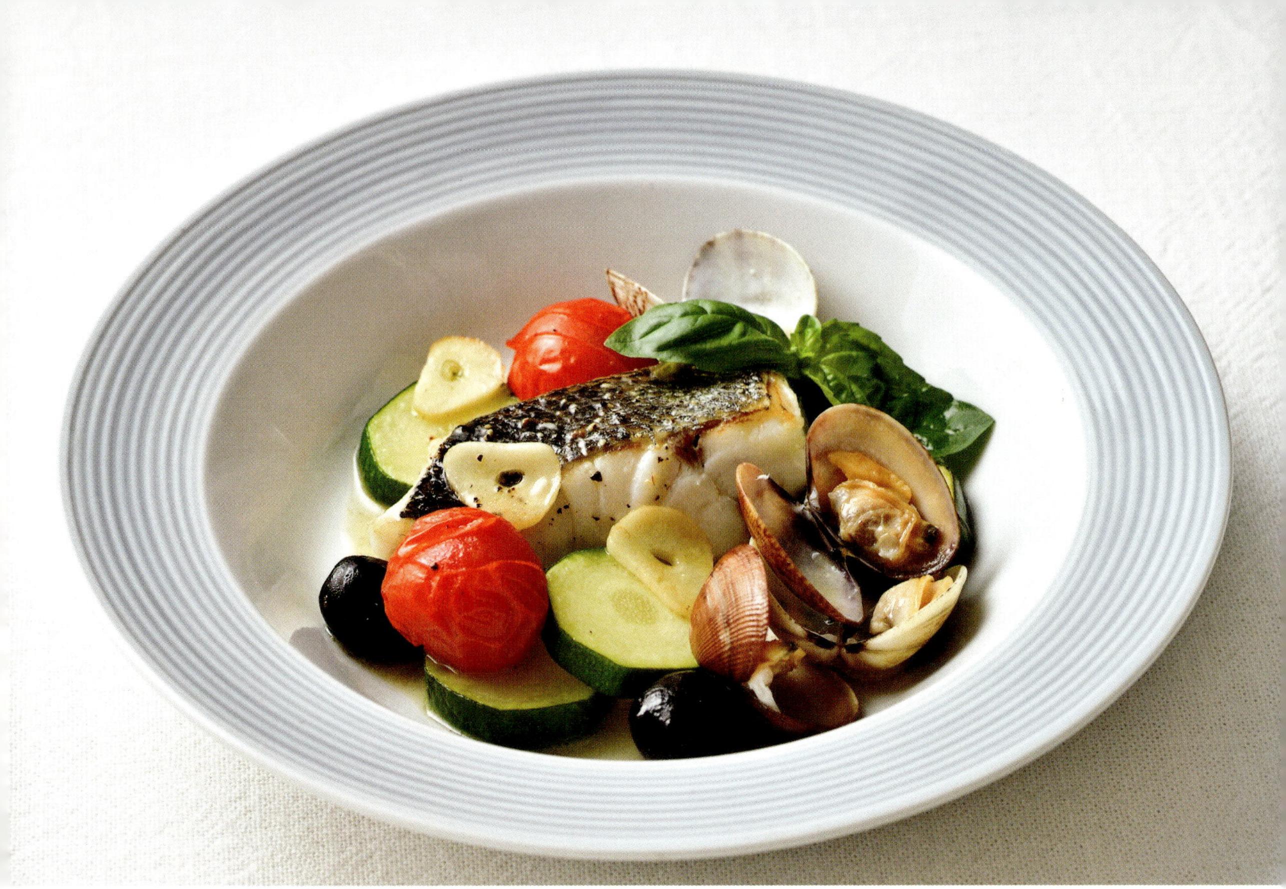

1人分
エネルギー 179kcal
たんぱく質 14.4g
食塩相当量 1.4g

いため蒸しにして、スズキやアサリのうま味、
野菜の甘味や酸味を引き出します。

スズキのアクアパッツァ風

作り方

1 スズキは塩をふって10分ほどおき、水けをふきとる。

2 アサリは砂抜きして洗う。ミニトマトはへたをとり、ズッキーニは1㎝厚さの輪切りにする。

3 フライパンにオリーブ油とにんにくを入れて火にかけ、香りが立ったらスズキを入れて皮目をこんがりと焼く。

4 3に2とブラックオリーブを入れて白ワインをふりかけ、ふたをして中火で煮る。アサリの口が開いたら、ふたをはずして煮汁がソース状になるまで煮つめ、塩とこしょうで味をととのえる。器に盛り、バジルを添える。

材料（1人分）

スズキ	1切れ（60g）
塩	ミニスプーン⅙
アサリ	5個（60g）
ミニトマト	2個（30g）
ズッキーニ	30g
ブラックオリーブ	3個（10g）
にんにく（薄切り）	½かけ
オリーブ油	大さじ½
白ワイン	大さじ1
塩	ミニスプーン⅓
こしょう	少量
バジル	適量

ひとことアドバイス

バットやタッパーなどにアサリを入れ、塩水（水¾カップに塩小さじ1をとかしたもの）を注ぎ、アルミ箔《はく》（または新聞紙）をかけて涼しい所に1～2時間おくと砂抜きができます。殻をよく洗ってから使いましょう。

1人分
エネルギー
256kcal
たんぱく質
14.8g
食塩相当量
1.3g

ブリは、フライパンに出てくる余分な油をふきとりながら焼けば
かりっと仕上がり、しかもヘルシーに。

ブリの立田焼き

作り方

1 ブリはそぎ切りにしてAをからめ、15分ほどおく。水けをふきとり、かたくり粉をまぶす。

2 オクラはがくを落とし、斜め半分に切る。れんこんは1cm幅の半月切りにし、水にさらして水けをきる。

3 フライパンにサラダ油を熱し、2を焼きつけ、あいている所で1の両面をこんがりと焼く。

4 器に3を盛り、おろし大根を添えてしょうゆを垂らし、すだちを添える。

材料（1人分）

ブリ……1切れ（60g）
A しょうゆ……大さじ½
A みりん・酒……各小さじ1
A おろしにんにく……小さじ¼
A おろししょうが……小さじ½
かたくり粉……小さじ1
オクラ……1本（10g）
れんこん……40g
サラダ油……小さじ1
おろし大根……30g
しょうゆ……小さじ⅔
すだち（またはかぼすなど）……適量

ひとことアドバイス
ブリなど青背魚の油は体によいのですが、エネルギーが高いので、食べる量には注意します。

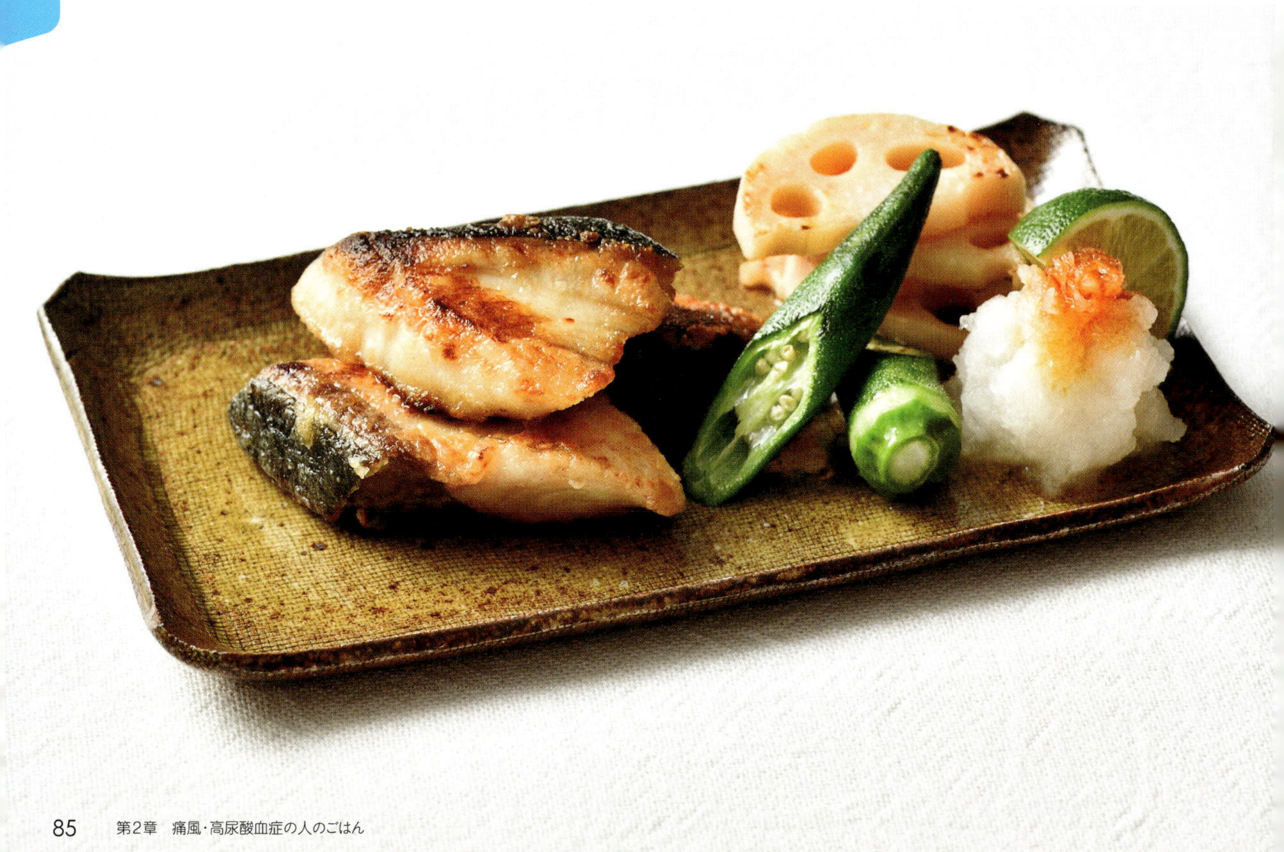

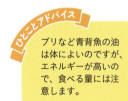

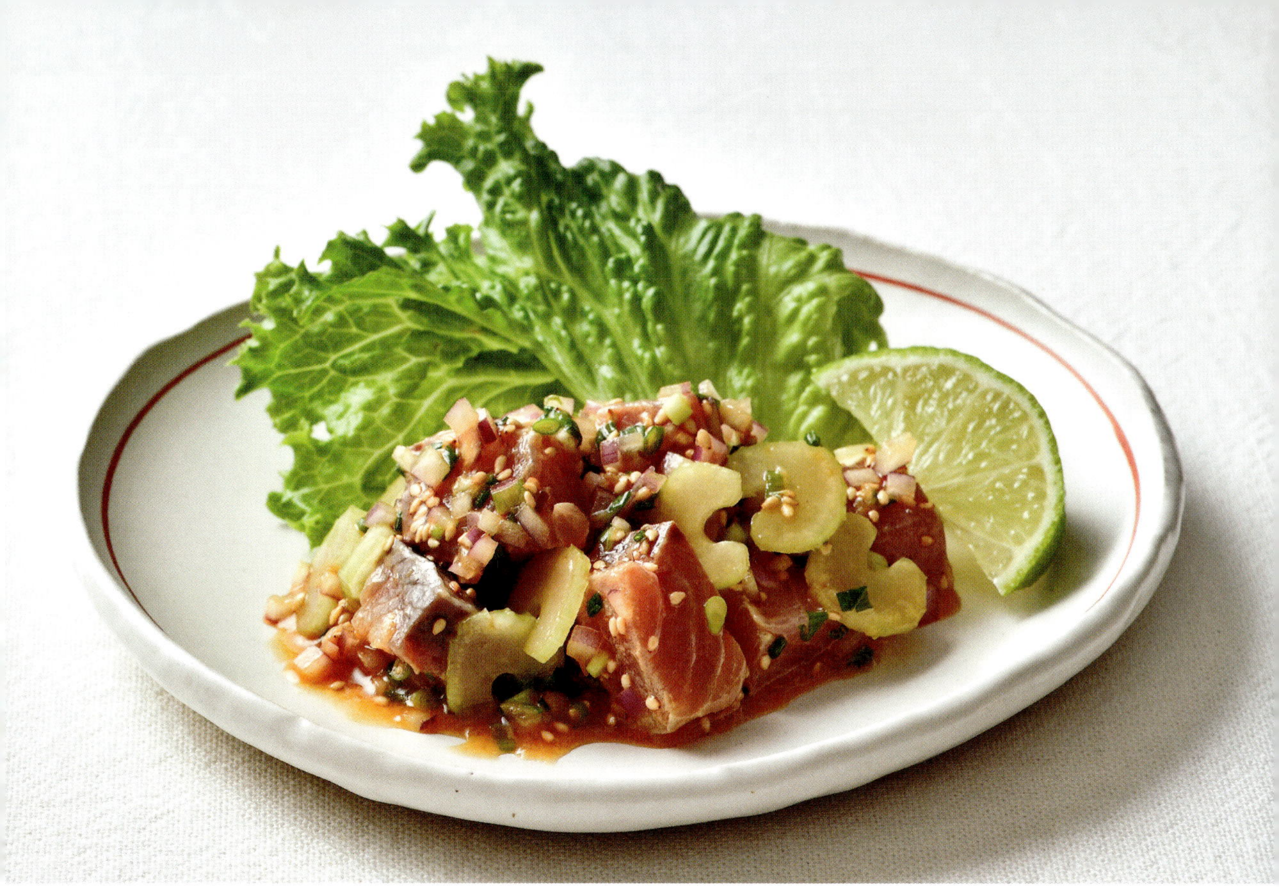

1人分
エネルギー
172kcal
たんぱく質
14.4g
食塩相当量
1.4g

ブリは刺し身だけではもの足りないので、
香味豊かなたれをからめて野菜ごといただきます。

ブリの漬け たっぷり野菜あえ

作り方

1. ブリは1cmの角切りにする。紫玉ねぎはみじん切りにし、水にさらして水けを絞る。セロリは筋をとって薄く切る。
2. ボールに**1**と小ねぎを合わせ、**A**を加えて味をととのえる。
3. 器にグリーンリーフを敷いて**2**を盛り、ライムを添える。

材料（1人分）

ブリ（刺し身用さく）…………60g
紫玉ねぎ・セロリ…………各10g
小ねぎ（小口切り）…… 1本（5g）
A
- おろしにんにく ……小さじ¼
- しょうゆ …………大さじ½
- ごま油 …………小さじ½
- ライム果汁（またはレモン果汁）…………小さじ1
- いり白ごま …………小さじ½

グリーンリーフ ………… 1枚
ライム（くし形切り）‥1切れ（10g）

ひとことアドバイス

角切りにしたトマトやきゅうり、わかめなどを具にしてもおいしい。ライムやレモンの果汁は米酢で代用できます。

1人分
エネルギー 187kcal
たんぱく質 17.5g
食塩相当量 1.7g

煮汁に米酢を加えるとこくが加わり、しょうゆを控えても
こっくりとした味わいに煮上がります。ごぼうもやわらかくなります。

カレイとごぼうの煮つけ

作り方

1 カレイはさっと洗って水けをふきとり、皮に切れ目を入れる。

2 ごぼうは4㎝長さに切ってから縦に半分に切り、水にさらして水けをきる。わかめは水でもどして一口大に切る。

3 なべにAとごぼうを入れてふたをして煮、やわらかくなったらBを加えて煮立て、カレイとしょうがを加える。再び煮立ったら、オーブンシートなどで落としぶたをして火を弱め、汁がとろりとなるまで煮つめる。

4 3にわかめを加えてひと煮立ちさせて火を消し、あら熱をとりながら味をなじませる。

材料（1人分）

カレイ ……… 1切れ（130g）
ごぼう ……… 30g
わかめ（湯通し塩蔵わかめ）
……… 10g（もどして15g）
A ┌ 水 ……… ¾カップ
　│ 酒 ……… 大さじ1
　└ 酢 ……… 小さじ1
B ┌ しょうゆ ……… 大さじ½
　└ みりん・砂糖 ……… 各小さじ1
しょうが（薄切り） ……… ½かけ

ひとことアドバイス

塩分が気になるときは、煮汁を残すようにしましょう。

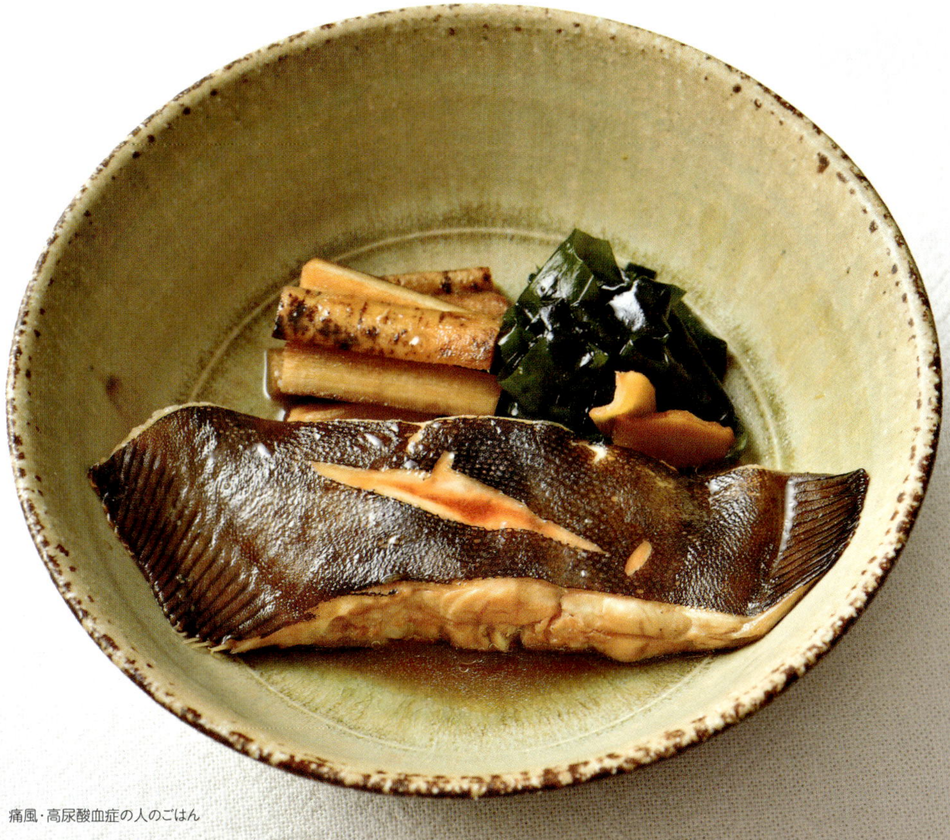

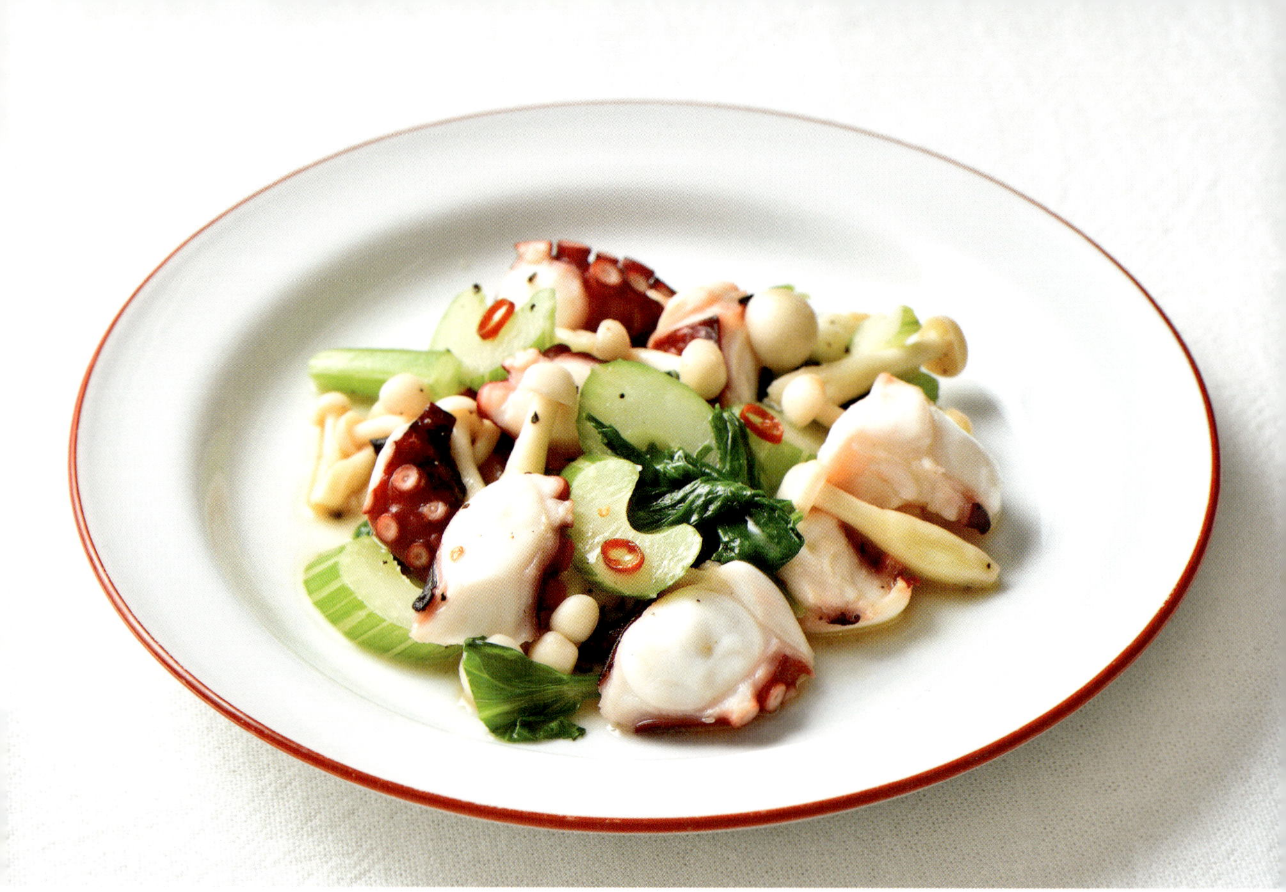

1人分

エネルギー
165kcal

たんぱく質
18.6g

食塩相当量
1.3g

タコはかたくならないように、加熱しすぎに注意します。
しっかり嚙《か》むうちに満腹感が得られます。

タコのペペロンチーノ風

作り方

1 ゆでダコはそぎ切りにし、セロリは筋をとり除いて5㎜幅の斜め薄切りにする。セロリの葉は3㎝長さに切る。ブナピーは石づきをとって小房に分ける。

2 フライパンに、オリーブ油、赤とうがらし、にんにくを入れて火にかける。香りが立ったらゆでダコ、セロリ、セロリの葉、ブナピーを入れていため合わせる。

3 2に白ワインをふり入れてアルコール分をとばし、塩とこしょうで味をととのえる。

材料（1人分）

ゆでダコ……80g
セロリ……50g
セロリの葉……10g
ブナピー……30g
オリーブ油……大さじ½
赤とうがらし（輪切り）……少量
にんにく（あらみじん切り）……¼かけ
白ワイン……大さじ1
塩……ミニスプーン¾
こしょう……少量

1人分

エネルギー
197kcal

たんぱく質
11.5g

食塩相当量
1.2g

タコのうま味が生地にしみ込んだチヂミ。野菜もとれます。
牛乳からもうま味が出るのでだしは不要です。

タコたっぷりチヂミ

作り方

1 ゆでダコは5㎜幅のそぎ切りにする。にらは4㎝長さに切り、玉ねぎは薄く切り、にんじんは細切りにする。

2 ボールに**A**を合わせ、**1**を加えて混ぜ合わせる。

3 フライパンにごま油を熱し、**2**を流し入れて丸く広げ、両面をこんがり焼く。

4 **3**を食べやすい大きさに切り分けて器に盛り、別皿に**B**を入れて添える。

材料（作りやすい分量・3人分）

- ゆでダコ　80g
- にら　100g
- 玉ねぎ　¼個（50g）
- にんじん　20g
- **A**
  - 卵　1個
  - 牛乳　½カップ
  - 小麦粉　大さじ6
  - 塩　ミニスプーン1
- ごま油　大さじ1
- **B**
  - ポン酢しょうゆ　大さじ1½
  - 豆板醤《とうばんじゃん》　小さじ¼

ひとことアドバイス

このチヂミを主食がわりにし、野菜の具だくさんのスープや酸味のきいたあえ物を組み合わせて軽い献立にしても。

・写真は1人分です

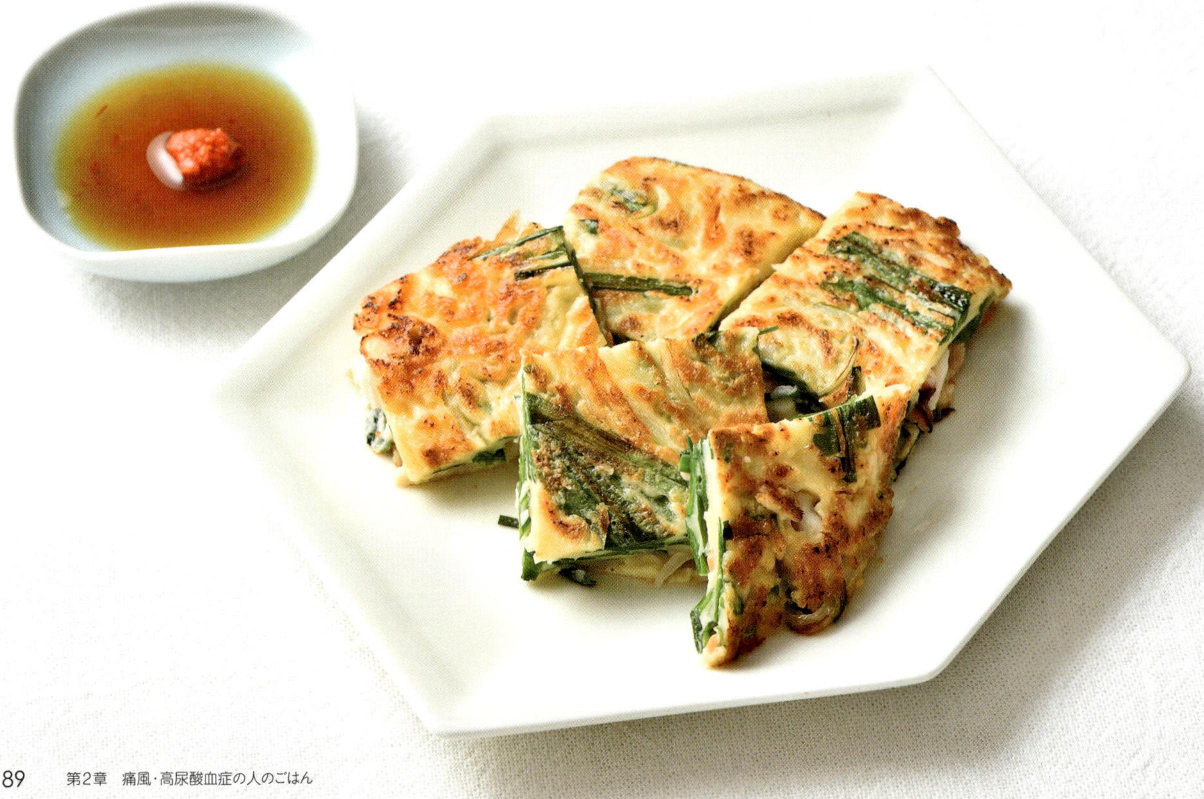

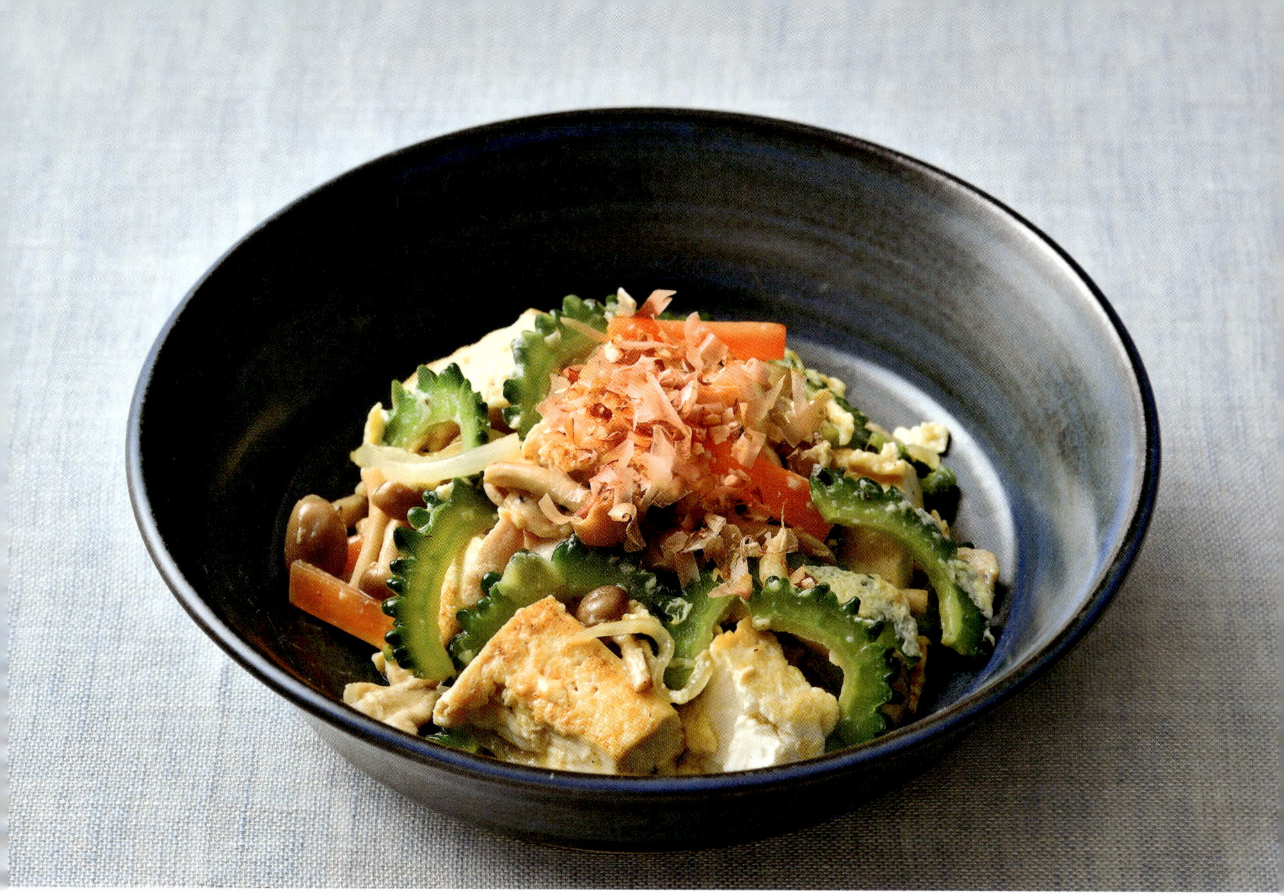

1人分	
エネルギー	233kcal
たんぱく質	15.3g
食塩相当量	1.4g

豆腐はごま油で香ばしく焼き、ビタミンCたっぷりのゴーヤーは塩でもんで苦味を抜き、下味もつけます。こうすると塩分を控えても味はしっかり。

減塩ゴーヤーチャンプルー

作り方

1 ゴーヤーは縦半分に切ってわたをとり、薄切りにして塩でもむ。5分ほどおいて水けを絞る。

2 豆腐は厚手のキッチンペーパーに包み、水きりをする。

3 にんじんは短冊切りに、しめじは石づきをとってほぐす、玉ねぎは薄切りにする。

4 フライパンにごま油小さじ½を入れて熱し、豆腐を一口大にほぐしながら入れ、表面をこんがりと焼いてとり出す。

5 4のフライパンに残りのごま油とにんにくを入れて火にかける。香りが立ったら豚肉をいため、1と3を加えていため合わせる。

6 4の豆腐を戻し入れて酒をふり、Aで味をととのえ、卵をまわし入れてさっと火を通す。器に盛り、削りガツオをのせる。

材料（1人分）

	もめん豆腐	100g
┌	ゴーヤー	60g
└	塩	ミニスプーン½
	豚こま切れ肉	20g
	にんじん	10g
	しめじ類	20g
	玉ねぎ	15g
	にんにく（みじん切り）	¼かけ
	ごま油	小さじ1
	卵（ときほぐす）	½個分
	酒	小さじ1
A	塩	ミニスプーン½
A	こしょう	少量
A	しょうゆ	小さじ⅔
	削りガツオ	¼袋（0.5g）

1人分
エネルギー
219kcal
たんぱく質
15.7g
食塩相当量
1.5g

鶏ひき肉におからと野菜、きのこを加え、うま味もボリュームもアップ。
食材の水分でふんわりとやわらかな食感に焼き上がります。

おからハンバーグ

作り方

1 玉ねぎ、石づきをとったしいたけは、それぞれみじん切りにする。

2 ボールに鶏肉を入れてAを加え、粘りけが出るまでよく混ぜ合わせる。1とBを加えてさっくりと合わせ、小判形にする。

3 フライパンにサラダ油を熱し、2を入れて中火で2分ほど焼く。裏返してふたをし、中火弱で2分ほど焼き、中まで火を通す。

4 青じそはせん切りにして水にさらし、水をきる。ミニトマトは縦半分に切る。

5 器に3を盛り、おろし大根と青じそをのせ、ミニトマトを添える。ポン酢しょうゆをかける。

材料（1人分）

鶏ひき肉……60g
玉ねぎ……15g
生しいたけ……½個
A
　塩……ミニスプーン½
　こしょう……少量
　しょうゆ……小さじ⅓
B
　おから……40g
　おろししょうが……小さじ½
　卵（ときほぐす）……⅕個分（10g）
サラダ油……小さじ½
青じそ……2枚
ミニトマト……2個
おろし大根……30g
ポン酢しょうゆ……小さじ2

ひとことアドバイス
おからが手に入らない場合は、水気を絞ったもめん豆腐で代用できます。

ボリュームおかず

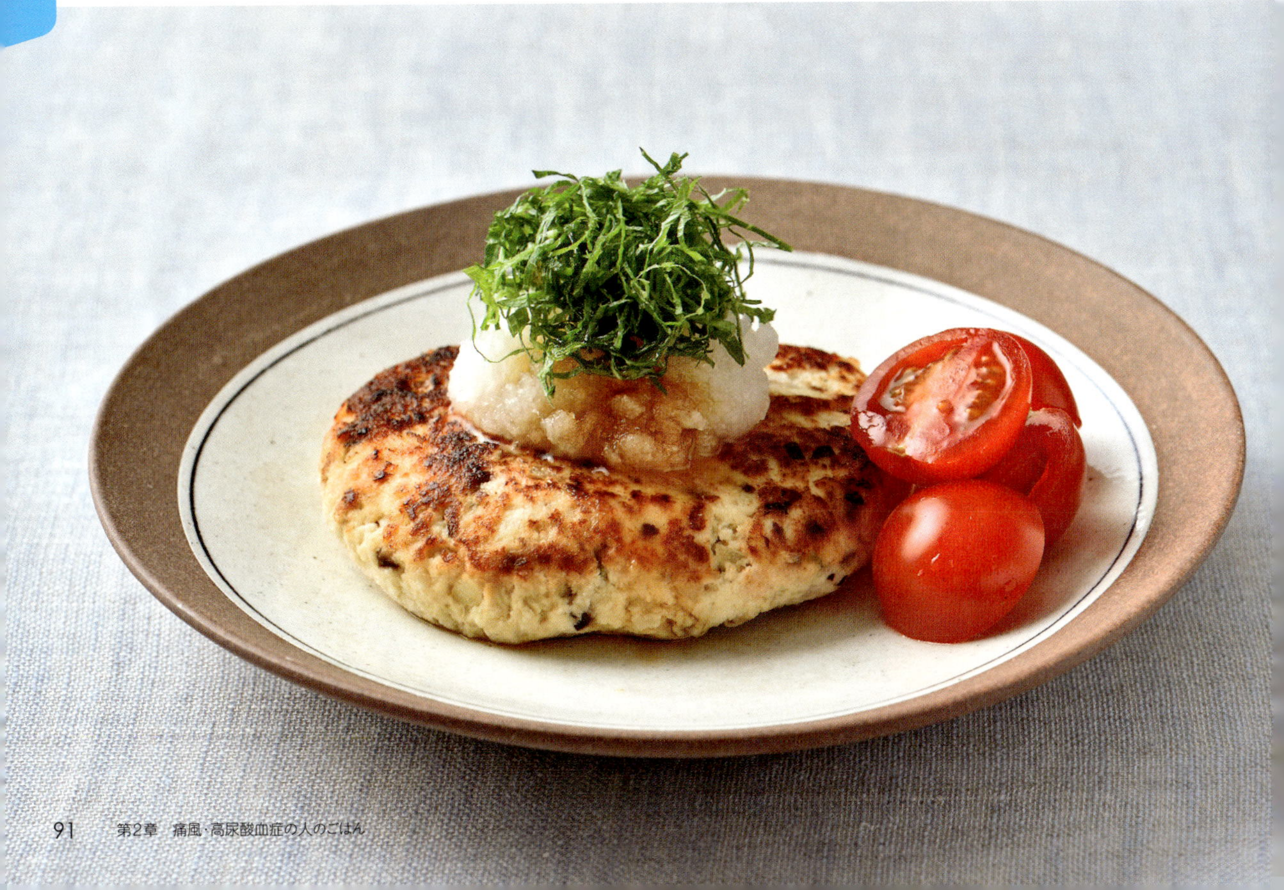

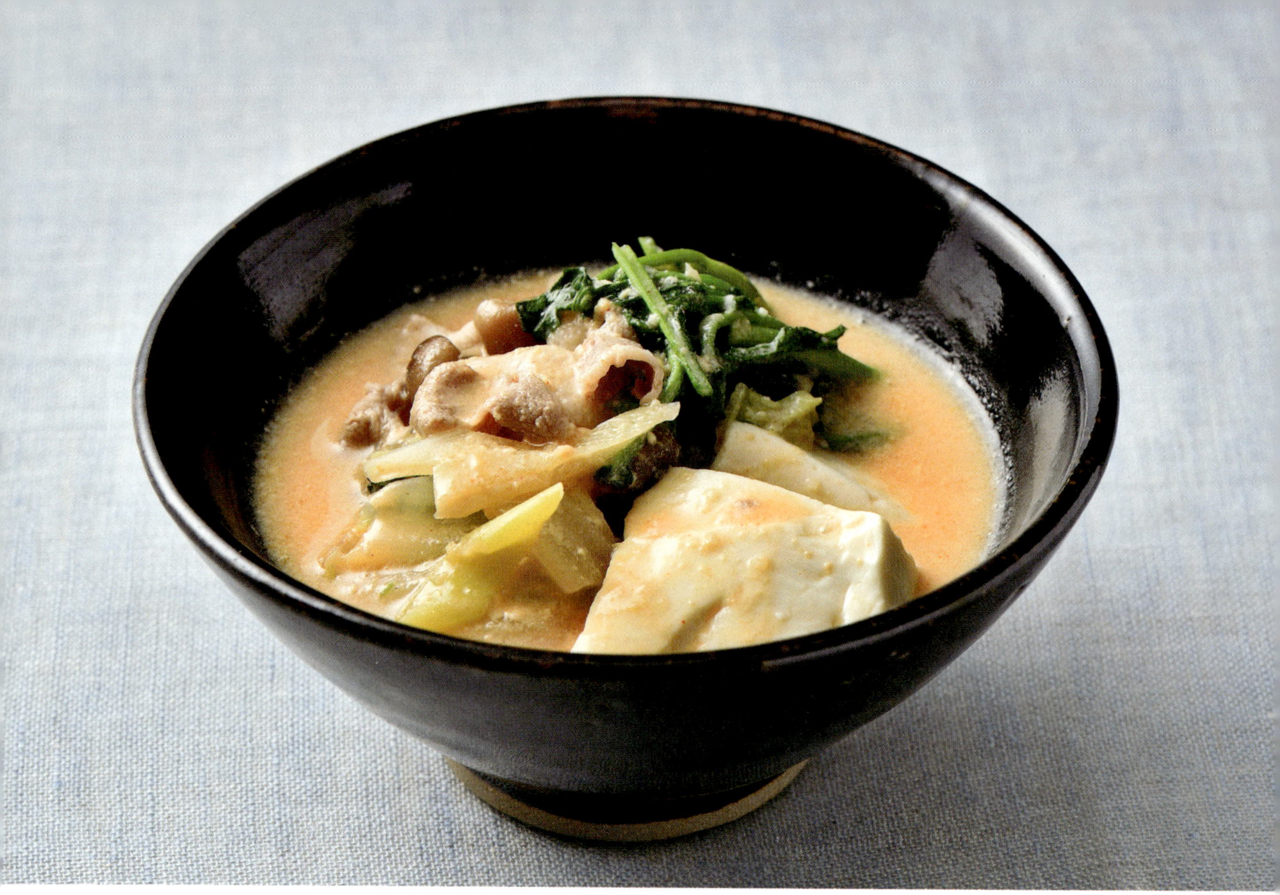

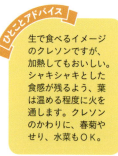

1人分

エネルギー
233kcal

たんぱく質
14.8g

食塩相当量
1.8g

豆乳で辛味をおさえ、まろやかに仕上げた一品。豆腐や野菜、きのこを少量のごま油でいためてから煮るので、こくが深くなります。

絹ごし豆腐のマイルドチゲ風

作り方

1 白菜は一口大に切り、しめじは小房に分け、ねぎは斜めに薄切りにする。クレソンは葉を摘み、茎は3㎝長さに切る。

2 小なべにごま油としょうが、にんにくを入れて火にかけ、香りが立ったら豚肉を入れてよくいためる。しめじ、ねぎ、クレソンの茎を加えていため、白菜とこんぶだしを入れる。

3 2が沸騰したらアクをとり、ふたをして中火弱にし、野菜に火が通るまで煮る。

4 豆腐とA、豆乳、クレソンの葉を加えて温める。

材料（1人分）

絹ごし豆腐 ……………… 100g
豚こま切れ肉・しめじ類・クレソン ……………… 各20g
白菜 ……………… 50g
ねぎ ……………… 15g
しょうが（みじん切り） …… ½かけ
にんにく（みじん切り） …… ¼かけ
ごま油 ……………… 小さじ1
こんぶだし・豆乳（成分無調整） ………… 各⅖カップ（各80㎖）
A
- コチュジャン ……… 小さじ1
- みそ ……………… 大さじ½
- 一味とうがらし ……… 少量

ひとことアドバイス

生で食べるイメージのクレソンですが、加熱してもおいしい。シャキシャキとした食感が残るよう、葉は温める程度に火を通します。クレソンのかわりに、春菊やせり、水菜もＯＫ。

1人分
エネルギー 184kcal
たんぱく質 11.9g
食塩相当量 1.2g

淡泊な味わいの豆腐にウスターソースを合わせ、満足度の高いヘルシーなステーキに。

豆腐ステーキ　きのこソース

作り方

1 豆腐は厚手のキッチンペーパーに包んでしっかりと水きりをし(120gぐらいになるまで)、厚さを半分に切ってかたくり粉をまぶす。

2 しいたけは石づきをとって薄切りにし、えのきたけは石づきをとって長さを半分に切る。ひらたけは石づきをとって縦半分に切る。

3 フライパンにサラダ油小さじ½を熱し、1を入れて両面をこんがりと焼き、器に盛る。

4 3のフライパンに残りのサラダ油を熱し、2を入れていため、Aを加えていため合わせる。

5 3に4をかけ、小ねぎを散らす。

材料（1人分）

- もめん豆腐 …… 150g
- かたくり粉 …… 小さじ1
- 生しいたけ …… 1個
- えのきたけ・ひらたけ …… 各20g
- サラダ油 …… 小さじ1
- A
  - おろししょうが・しょうゆ・みりん …… 各小さじ½
  - ウスターソース …… 小さじ1
- 小ねぎ（小口切り） …… 少量

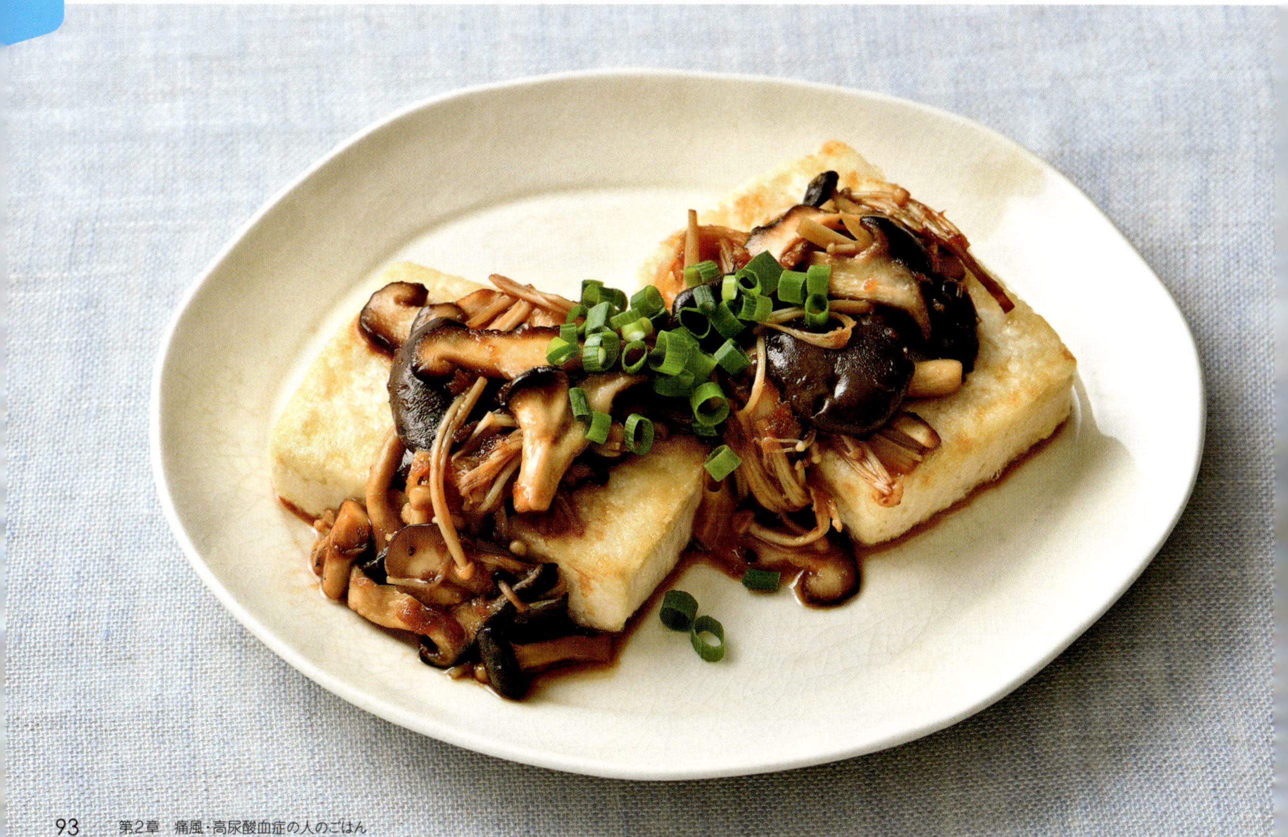

1人分

エネルギー
235kcal

たんぱく質
15.2g

食塩相当量
1.7g

凍り豆腐の肉詰めにかたくり粉をからめて焼くと
口あたりがなめらかになり、肉のうま味も閉じ込めます。

肉詰め凍り豆腐と青梗菜《ちんげんさい》の治部《じぶ》煮風

作り方

1 凍り豆腐はパッケージの表示に従ってもどし、水けを絞って半分に切り、真ん中に切り込みを入れる。

2 青梗菜は3㎝長さに切り、しいたけは石づきをとって半分に切る。

3 ボールにAを入れてよく練り混ぜる。1の切り込みに等分に詰め、かたくり粉をまぶす。

4 フライパンにサラダ油を熱し、3の表面をこんがりと焼く。

5 なべにBを煮立て、4と青梗菜の茎、しいたけを入れて再び沸騰したら火を弱めて4〜5分煮含める。青梗菜の葉を入れて火を通す。

材料（1人分）

凍り豆腐……1枚（乾17g）
青梗菜……50g
生しいたけ……1個
A
- 鶏ひき肉……30g
- おろししょうが……小さじ⅓
- 塩……ミニスプーン¼
- 酒……小さじ1

かたくり粉……大さじ½
サラダ油……小さじ1
B
- こんぶだし……¾カップ
- しょうゆ……小さじ1
- みりん・砂糖……各小さじ½

ひとことアドバイス

肉詰めにまぶしたかたくり粉が煮汁にとろみをつけ、塩分をおさえても味を濃く感じさせます。塩分をさらに減らしたい人は煮汁を残して。

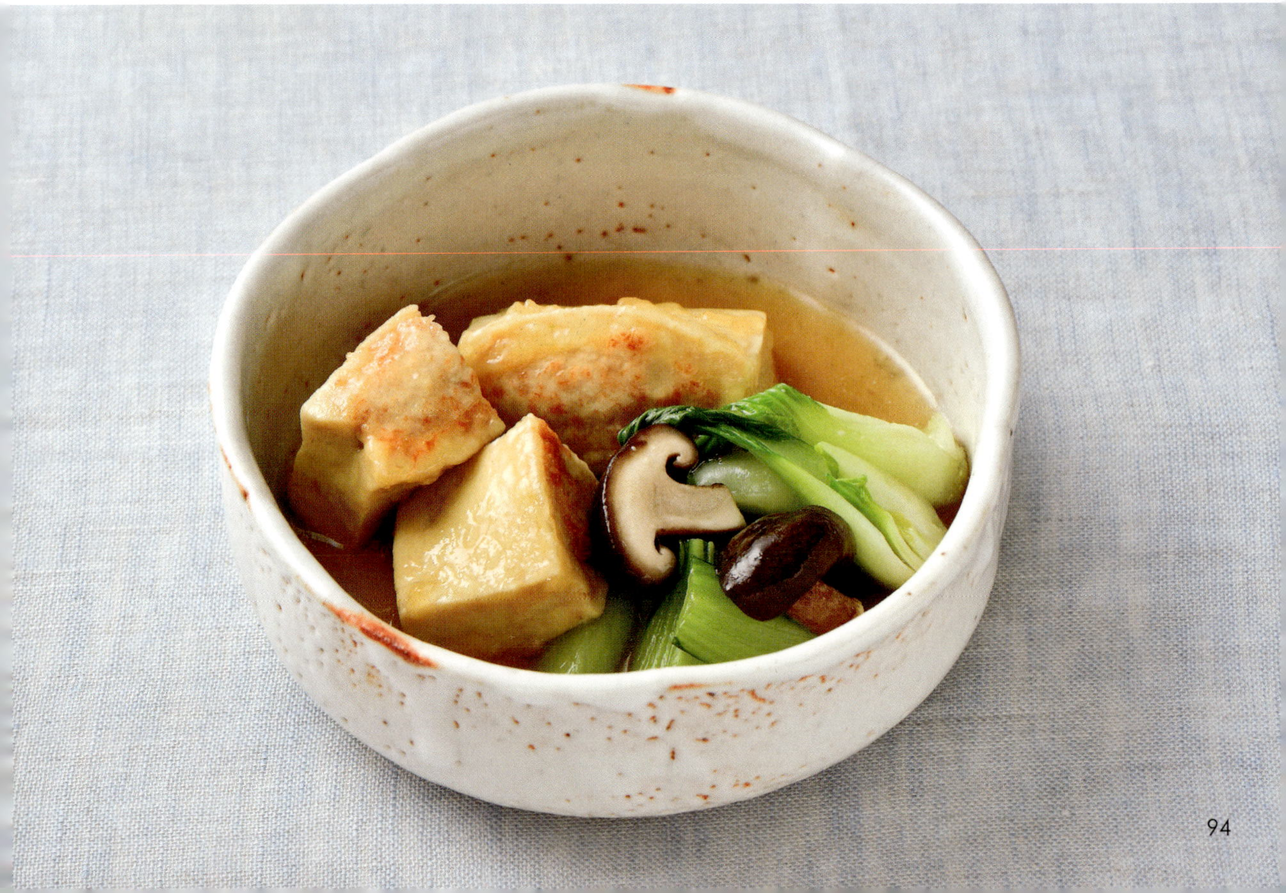

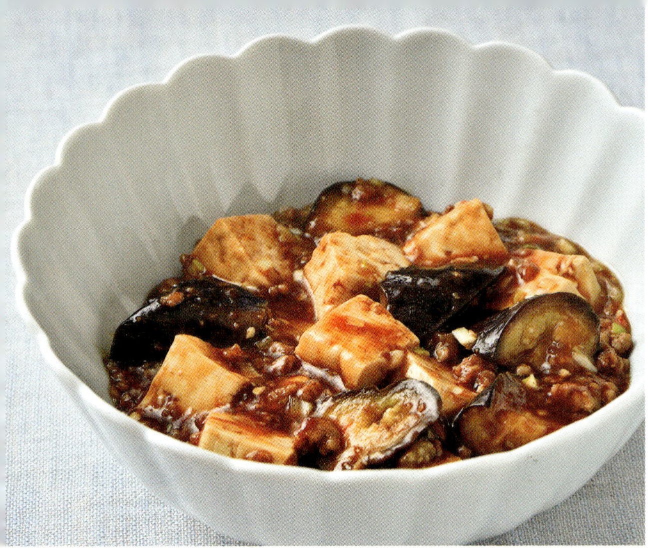

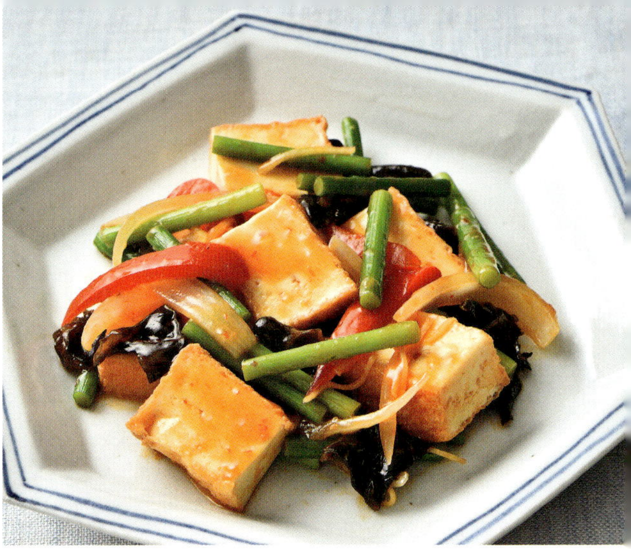

香味野菜はいためて香りを引き出し、
豚ひき肉も香ばしくいためます。

なす入り麻婆豆腐

材料（1人分）

もめん豆腐 ……… 100g
なす ……… 1本（80g）
ねぎ ……… 15g
豚赤身ひき肉 ……… 30g
にんにく（みじん切り） ……… ¼かけ
しょうが（みじん切り） ……… ½かけ
ごま油 ……… 小さじ½
豆板醤 ……… ミニスプーン1

A
- こんぶだし ……… ⅖カップ（80mℓ）
- 甜麺醤《てんめんじゃん》・酒 ……… 各小さじ1
- しょうゆ ……… 小さじ½

- かたくり粉 ……… 小さじ½
- 水 ……… 小さじ1

1人分
エネルギー 208kcal
たんぱく質 15.0g
食塩相当量 1.5g

作り方

1 豆腐はさいの目に切り、水を入れたなべに入れて火にかけ、沸騰したら火を消す。

2 なすはへたを切り落としてラップに包み、電子レンジで1分30秒加熱する。あら熱がとれるまでそのままおき、乱切りにする。

3 ねぎはみじん切りにする。

4 フライパンにごま油とにんにく、しょうがを入れて火にかけ、香りが立ったら豆板醤を入れていため合わせる。ひき肉を入れてポロポロになるまでしっかりといためる。

5 4にAと湯をきった1、2とねぎを入れて3～4分煮る。水どきかたくり粉を加えてとろみをつけ、ひと煮立ちさせる。

厚揚げに、香りの強いにんにくの
茎を合わせ、塩分を控えます。

厚揚げとにんにくの茎のチリソースいため

材料（1人分）

厚揚げ ……… 100g
にんにくの茎 ……… 30g
赤パプリカ ……… 20g
玉ねぎ ……… ⅛個（25g）
きくらげ ……… 3個（乾1g）
ごま油 ……… 小さじ½
しょうが（せん切り） ……… ¼かけ
豆板醤《とうばんじゃん》 ……… ミニスプーン1

A
- トマトケチャップ・しょうゆ・酒 ……… 各小さじ1
- 砂糖 ……… 小さじ⅓
- こんぶだし ……… ¼カップ

- かたくり粉 ……… 小さじ½
- 水 ……… 小さじ1

1人分
エネルギー 228kcal
たんぱく質 12.5g
食塩相当量 1.4g

作り方

1 厚揚げは一口大に切る。

2 にんにくの茎は4㎝長さに切り、赤パプリカは長めの乱切りに、玉ねぎはくし形に切る。きくらげは水でもどして石づきをとり、一口大に切る。

3 フライパンにごま油としょうがを入れて火にかけ、香りが立ったら豆板醤を入れていため合わせ、2を加えていためる。

4 厚揚げを加え、Aを入れていため合わせ、水どきかたくり粉でとろみをつける。

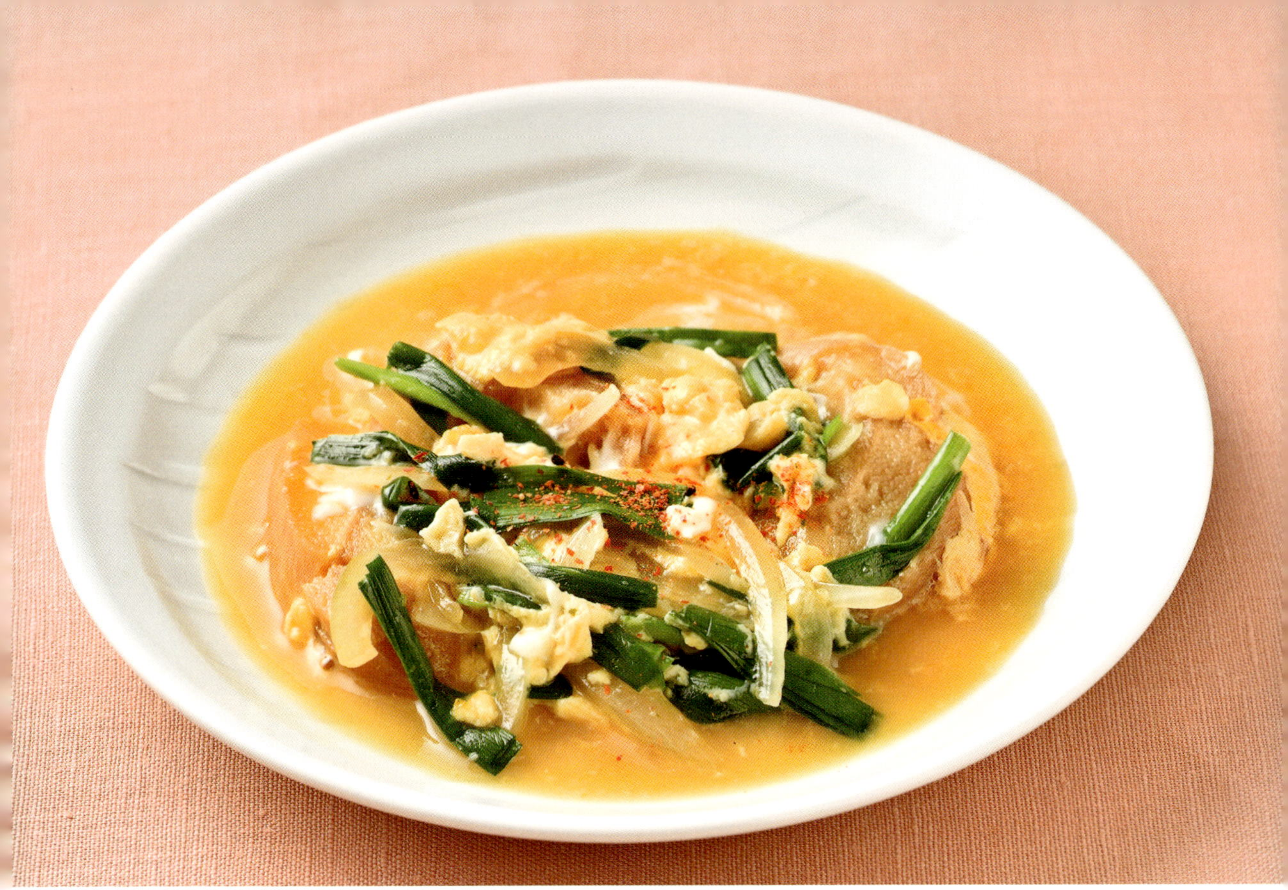

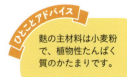

1人分

エネルギー
129kcal

たんぱく質
8.5g

食塩相当量
1.2g

麩《ふ》は植物性たんぱく質を含む低エネルギー食材。にらの風味と
玉ねぎの甘味をたっぷり煮含め、ふんわりと卵でとじます。

麩入り卵とじ

作り方

1. にらは3cm長さに切り、玉ねぎは薄切りにする。麩は水でもどして絞る。
2. 小なべにAを煮立て、玉ねぎを入れてふたをする。玉ねぎがやわらかくなるまで煮、にらと麩を入れてさっと火を通す。
3. ボールに卵をときほぐし、2にまわし入れる。好みの加減まで火を通して器に盛る。好みで七味とうがらしをふる。

材料（1人分）

卵	1個
にら	30g
玉ねぎ	⅛個（25g）
車麩	乾4g
A こんぶだし	½カップ
A しょうゆ・みりん	各小さじ1
七味とうがらし	少量

ひとことアドバイス

麩の主材料は小麦粉で、植物性たんぱく質のかたまりです。

1人分
エネルギー 159kcal
たんぱく質 8.9g
食塩相当量 0.8g

芋や野菜が彩りよく入ったオムレツ。食物繊維やビタミンCもとれます。
チーズを加えて焼き上げるので、トマトケチャップなどは不要。

じゃが芋と彩り野菜のオープンオムレツ

作り方

1 じゃが芋、赤パプリカ、ズッキーニ、玉ねぎはそれぞれ8㎜角に切る。

2 フライパンにオリーブ油の半量を熱し、1を入れていためる。ふたをして弱火で5～6分蒸し焼きにし、塩とこしょうで味をととのえる。

3 ボールに卵を割り入れて塩、こしょうを入れてときほぐし、チーズと2を加える。

4 小さめのフライパンに残りのオリーブ油を熱し、3を流し入れて混ぜながら半熟になるまで火を通す。ふたをして中火弱で火を通し、表面がきつね色になったら裏返し、こんがりと焼き色をつける。

5 4を食べやすく切り分け、器に盛る。

材料（作りやすい分量・4人分）

卵	3個
塩	ミニスプーン1
こしょう	少量
とろけるタイプのチーズ	50g
じゃが芋	小1個（60g）
赤パプリカ	50g
ズッキーニ	⅓本（50g）
玉ねぎ	¼個（50g）
オリーブ油	大さじ1
塩	ミニスプーン1
こしょう	少量

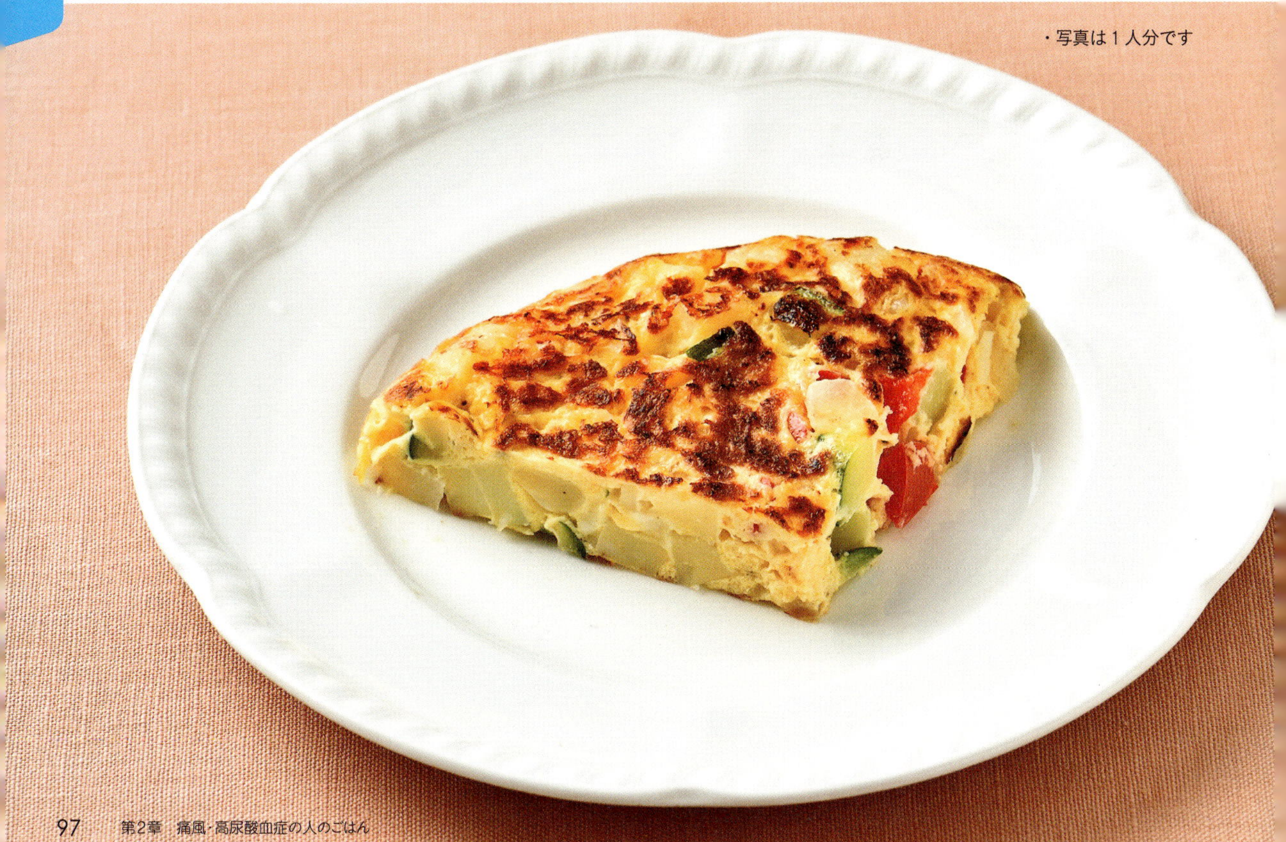
・写真は1人分です

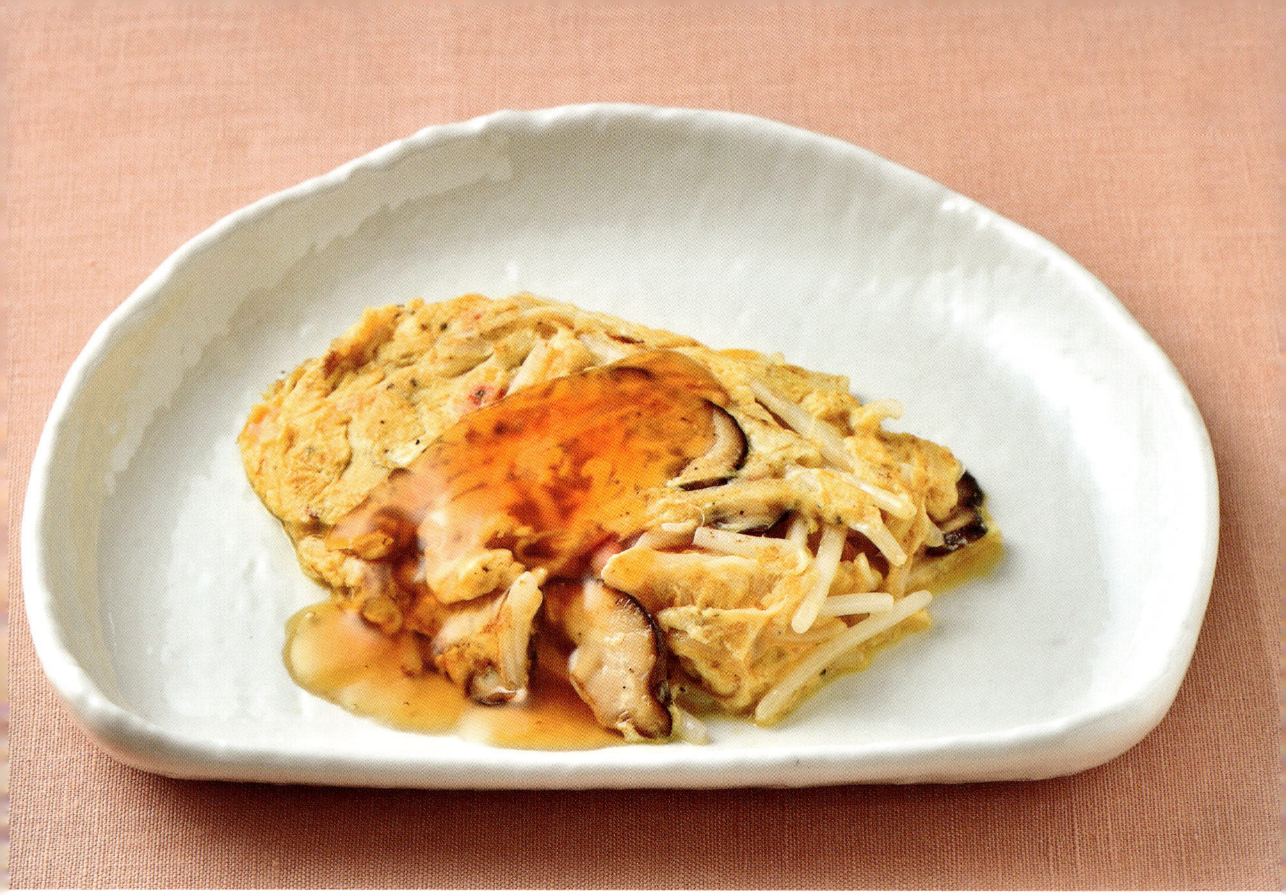

1人分

エネルギー
148kcal

たんぱく質
9.1g

食塩相当量
1.3g

カニたまの具のもやしは食感を残すようにいため、
かさを減らさないようにします。ねぎで風味を添えます。

もやし入りカニたま風

作り方

1 もやしはひげ根をとり、しいたけは石づきをとって薄切りにし、ねぎは斜めに薄く切る。

2 ボールに卵を割り入れて塩とこしょうを入れ、ほぐしたカニ風味かまぼこを加えて混ぜ合わせる。

3 フライパンにごま油の半量を入れて熱し、1をさっといため、2に加える。

4 フライパンに残りのごま油を熱し、3を流し入れて混ぜながら両面をふんわりと焼き、器に盛る。

5 フライパンをさっとふきとり、Aを入れてひと煮立ちさせ、水どきかたくり粉でとろみをつけて4にかける。

材料（1人分）

	卵	1個
	もやし	50g
	生しいたけ	1個
	ねぎ	10g
	塩	ミニスプーン¼
	こしょう	少量
	カニ風味かまぼこ	1本（10g）
	ごま油	小さじ1
A	しょうゆ	小さじ⅔
A	砂糖	小さじ½
A	酢	小さじ1
A	こんぶだし	大さじ2
	かたくり粉	小さじ¼
	水	小さじ½

ひとことアドバイス

カニたまの味にもの足りなさを感じなければ、Aのあんはなしでok。塩分がさらに控えられます。

1人分
エネルギー
177kcal
たんぱく質
7.8g
食塩相当量
1.1g

ときほぐした卵にマヨネーズを加えます。マヨネーズのコクが加わって満足感を高め、やわらかくいため上がる効果も。

トマトとアスパラの卵いため

作り方

1 トマトはくし形に切ってさらに横半分に切るアスパラガスはかたい部分を切り落としてはかまをとり、斜めに切る。ねぎは斜めに薄切りにする。

2 ボールに卵をときほぐし、**A**を加えて混ぜ合わせる。

3 フライパンにオリーブ油を熱し、アスパラガスとねぎをいためる。火が通ったらトマトを加えてさっといため合わせ、**2**を流し入れる。好みの加減まで火を通す。

材料（1人分）

卵		1個
A	マヨネーズ	小さじ2
A	塩	ミニスプーン$\frac{3}{4}$
A	こしょう	少量
トマト		中$\frac{1}{2}$個（80g）
グリーンアスパラガス		2本（30g）
ねぎ		15g
オリーブ油		小さじ$\frac{1}{2}$

ひとことアドバイス

卵は加熱しすぎるとかたくなって縮むので、ふんわりと火を通す程度に。マヨネーズはエネルギーが高いので、量は注意して。

ボリュームおかず

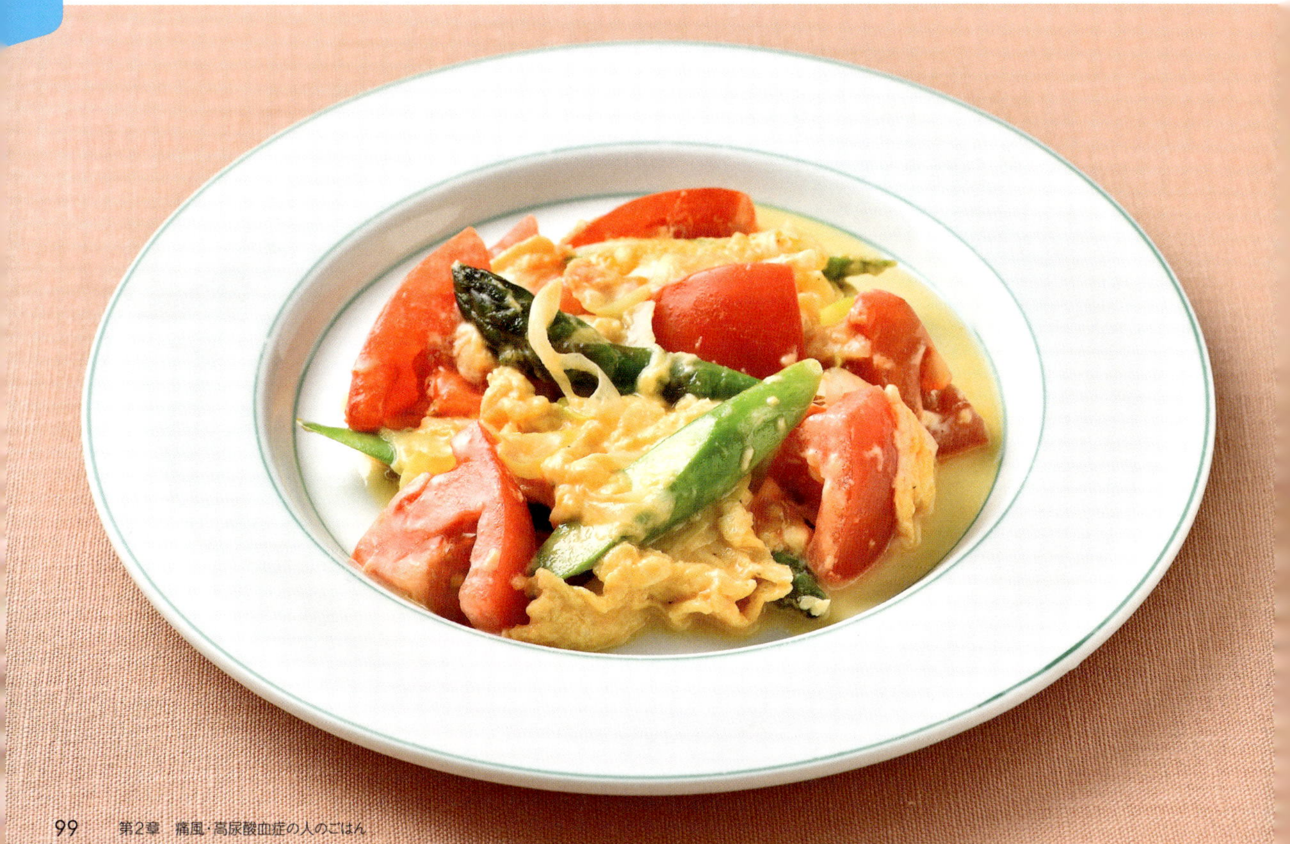

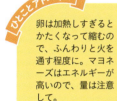

1人分

エネルギー
136kcal

たんぱく質
12.4g

食塩相当量
1.3g

だしを使わず、食材から出るうま味で味わい深い茶碗蒸しに。
牛乳の風味もおだやかになり、和風味になじみます。

ミルク茶わん蒸し

作り方

1 ささ身はそぎ切りにする。竹の子はくし形に切って湯通しし、しいたけは石づきをとって薄切りにし、わかめは水でもどして一口大に切る。

2 ボールにAを合わせ、濾《こ》す。

3 耐熱容器に1を入れて2を流し入れる。蒸気の上がった蒸し器（または1〜2cm深さに湯を張ったふたつきのなべ）に入れ、強火で2分蒸し、ふたをずらして中火にして7〜8分蒸す。

4 2cm長さに切った三つ葉、しょうがを置く。

材料（1人分）

A
- 卵……½個（30g）
- 牛乳……½カップ弱（90mℓ）
- うす口しょうゆ……小さじ½
- 塩……ミニスプーン½

鶏ささ身……20g
ゆで竹の子……15g
生しいたけ……½個
生わかめ（湯通し塩蔵わかめ）……5g（もどして7.5g）
三つ葉……少量（3g）
おろししょうが……少量

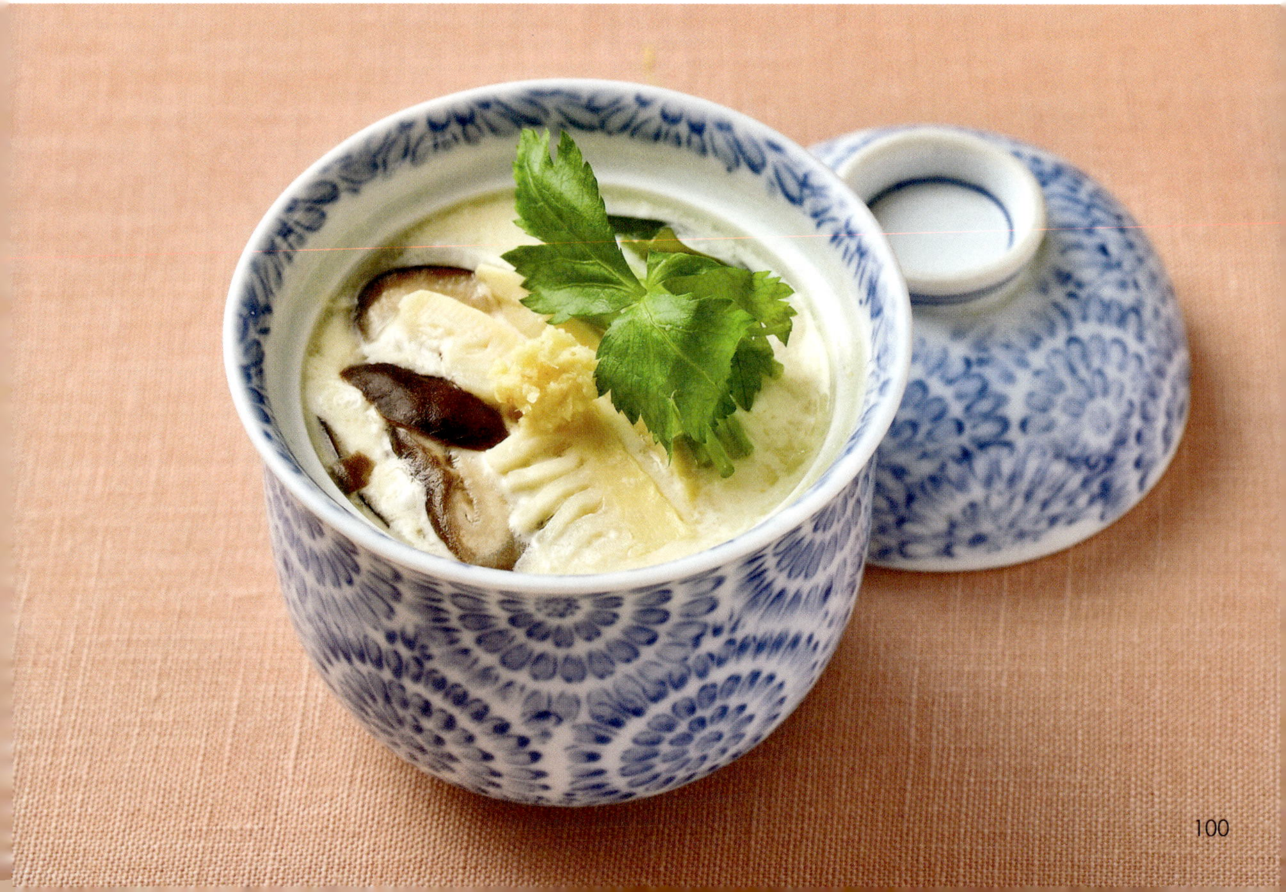

ボリュームおかず

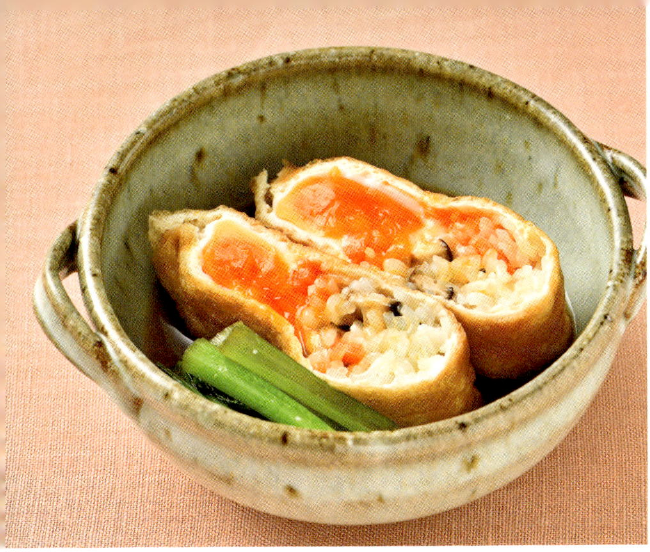

油揚げの油けを利用してしっかり味に。
煮汁を残して塩分をカットしても。

卵の福袋煮

材料（1人分）

卵……1個
しらたき……20g
にんじん……5g
生しいたけ……½個
小松菜……30g
油揚げ……½枚
A こんぶだし……½カップ
A しょうゆ……大さじ½
A 砂糖……小さじ1
A みりん……小さじ½

1人分
エネルギー 154kcal
たんぱく質 10.0g
食塩相当量 1.7g

作り方

1 しらたきは水で洗って5～6㎝長さに切る。にんじんはせん切りにし、しいたけは石づきをとって薄く切る。

2 小松菜は4㎝長さに切る。

3 小なべにAを入れて煮立てる。油揚げは袋状に開き、1と卵を割り入れてつまようじでとめ、なべに入れてふたをする。沸騰したら火を弱めて12～15分ほど煮、小松菜を加えてさっと火を通す。

4 3のあら熱がとれたら半分に切って器に盛り、小松菜を添える。

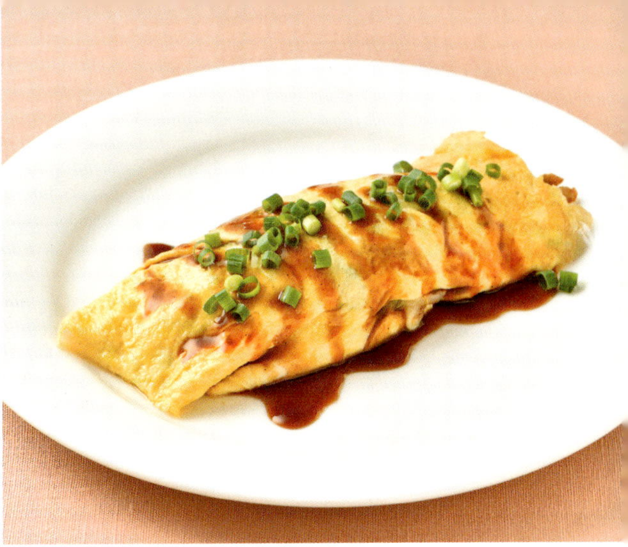

肉と野菜を卵で包んだ一品。
肉は少量をだしがわりに。

キャベツたっぷり とんぺい焼き風

材料（1人分）

卵……1個
キャベツ・もやし……各50g
豚こま切れ肉……20g
サラダ油……小さじ1
塩……ミニスプーン½
こしょう……少量
中濃ソース（またはお好み焼きソース）……大さじ½
小ねぎ（小口切り）……少量

1人分
エネルギー 194kcal
たんぱく質 11.2g
食塩相当量 1.2g

作り方

1 キャベツはせん切りに、もやしはひげ根をとり、豚肉は細切りにする。

2 フライパンにサラダ油の半量を入れて熱し、豚肉を入れてこんがりといためる。キャベツともやしを入れていため合わせ、塩、こしょうをふってとり出す。

3 2のフライパンをさっとふき、残りのサラダ油を入れて熱し、ときほぐした卵を広げて半熟になるまで火を通す。2をのせて卵で包み、器に盛る。

4 ソースをかけ、小ねぎを散らす。

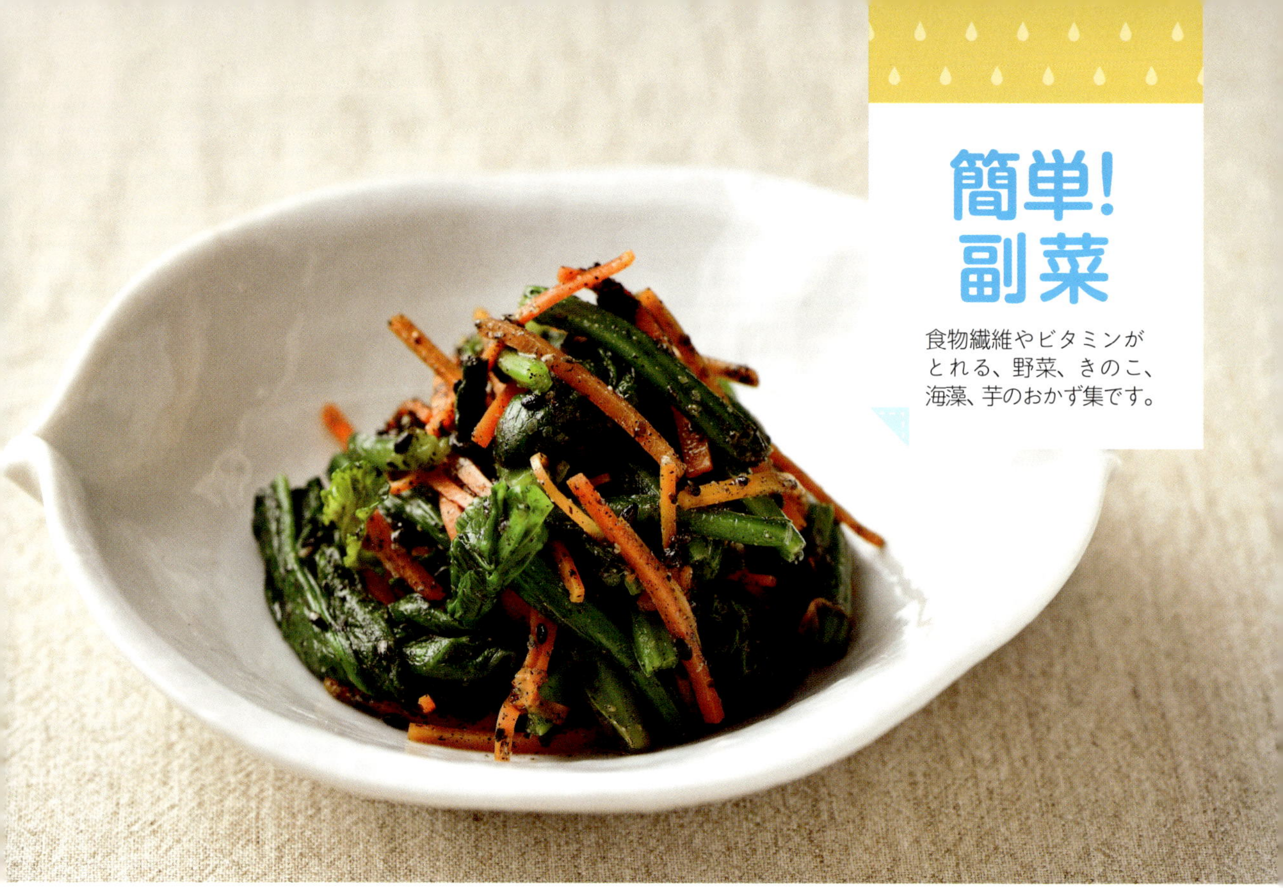

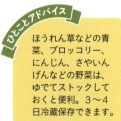

簡単！副菜

食物繊維やビタミンがとれる、野菜、きのこ、海藻、芋のおかず集です。

1人分

エネルギー
41kcal

たんぱく質
2.3g

食塩相当量
0.6g

きちんと食べたい緑黄色野菜を、
ほんのり甘いごまあえに。

ほうれん草とにんじんのごまあえ

作り方

1 にんじんはせん切りにする。

2 なべに湯を沸かし、にんじんをゆでてとり出す。次にほうれん草をゆでて水にさらす。

3 ほうれん草は4㎝長さに切って水けを絞る。

4 ボールに**A**を混ぜ合わせ、ほうれん草とにんじんを加えてあえる。

材料（1人分）

	ほうれん草	60g
	にんじん	10g
A	すり黒ごま	小さじ1
A	しょうゆ	小さじ⅔
A	砂糖	小さじ⅓

ひとことアドバイス

ほうれん草などの青菜、ブロッコリー、にんじん、さやいんげんなどの野菜は、ゆでてストックしておくと便利。3～4日冷蔵保存できます。

うま味のある塩こんぶを調味料がわりに。
量は控えめにして酢をプラス。

キャベツの うす塩こんぶあえ

材料（1人分）

- キャベツ……80g
- 塩……ミニスプーン½
- 塩こんぶ……少量（2g）
- 酢……小さじ½

1人分	
エネルギー	22kcal
たんぱく質	1.4g
食塩相当量	0.6g

作り方

1 キャベツは一口大にちぎり、塩をふって7～8分おき、水けを絞る。塩こんぶと酢を加えてあえる。

電子レンジで手軽に。
にんにくを除けばお弁当のおかずにも◎。

小松菜としめじの レンジ蒸し

材料（1人分）

- 小松菜……60g
- しめじ類……15g
- A
  - 塩……ミニスプーン1弱（0.8g）
  - こしょう・おろしにんにく……各少量
  - オリーブ油……小さじ½

1人分	
エネルギー	35kcal
たんぱく質	1.7g
食塩相当量	0.8g

作り方

1 小松菜は4㎝長さに切り、しめじは石づきをとる。

2 耐熱容器に1、Aを入れ、電子レンジで2分加熱し、さっくりと混ぜ合わせる。

ひとことアドバイス
季節によってキャベツがかたいときは、さっと下ゆでしてください。

簡単副菜

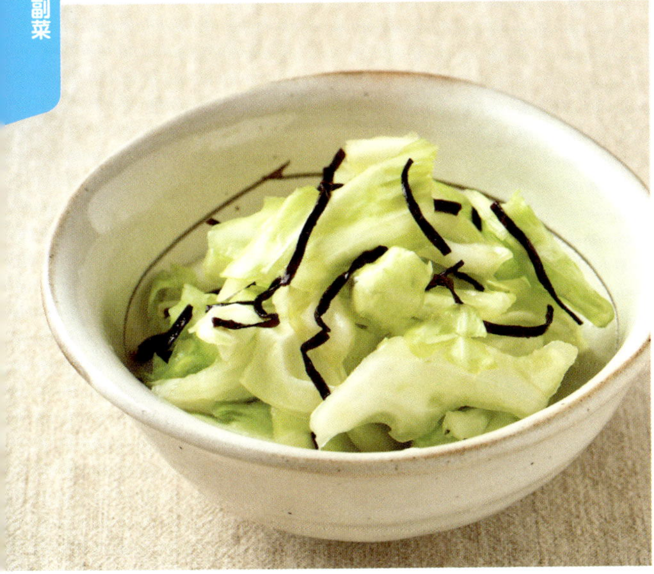

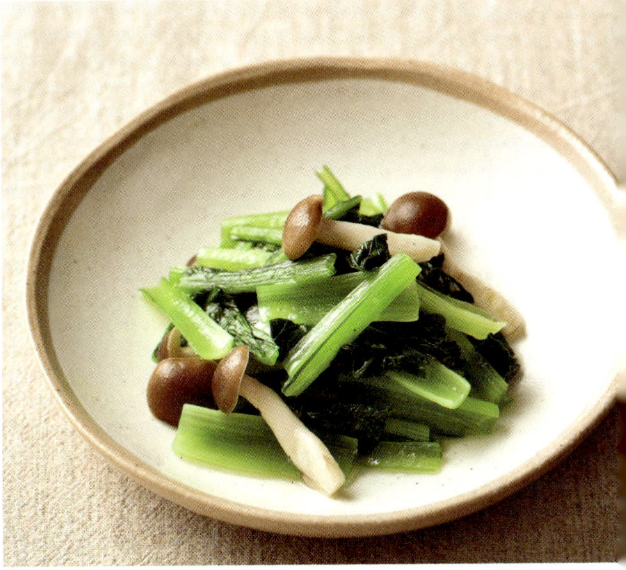

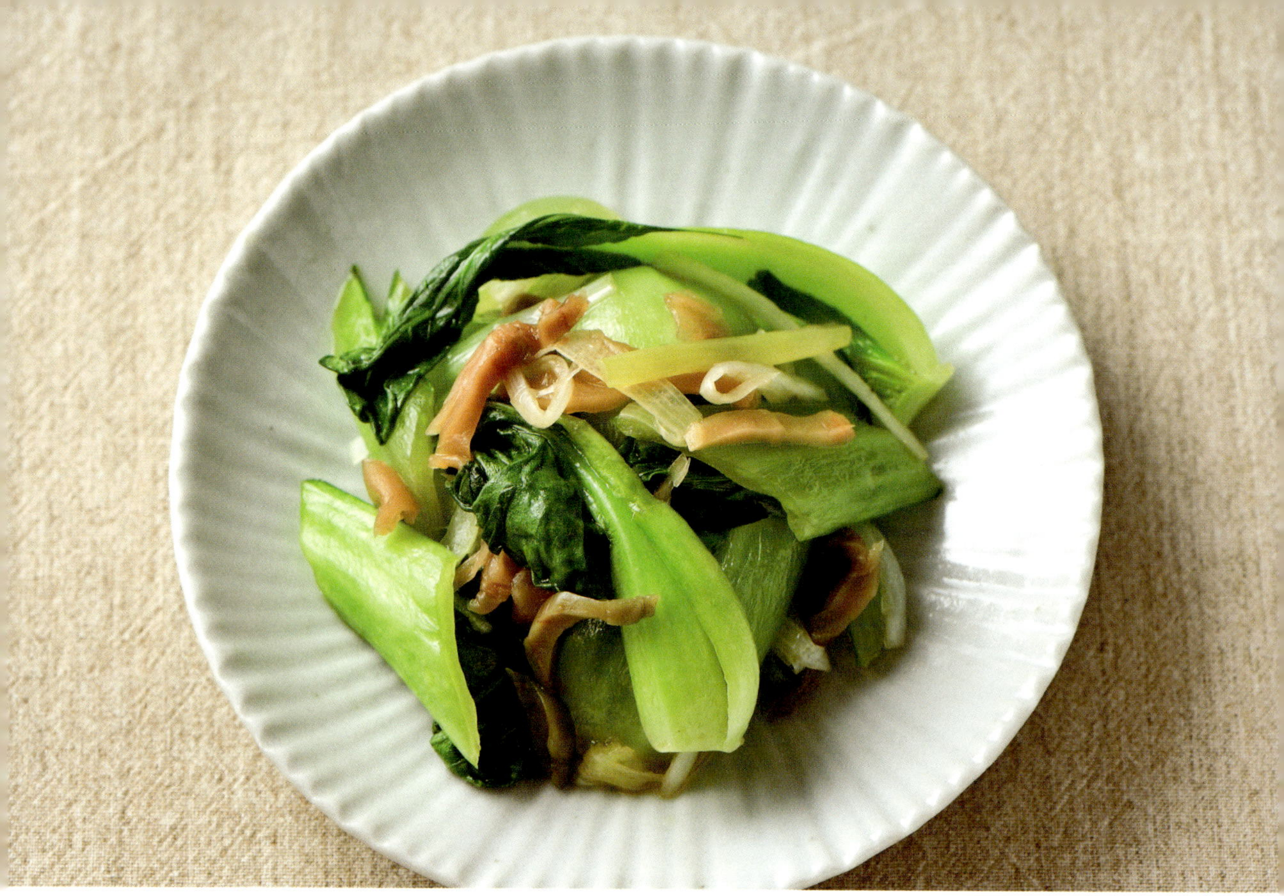

1人分

エネルギー
34kcal

たんぱく質
0.8g

食塩相当量
0.7g

味つきの榨菜《ざーつぁい》は味に変化をつけるお助け食材。
細切りにして青梗菜《ちんげんさい》全体にからめれば、少量でも塩けは充分。

青梗菜とねぎの榨菜蒸し

作り方

1 青梗菜は４cm長さに切り、ねぎは細切りに、榨菜はせん切りにする。

2 耐熱皿に１を入れてごま油をからめ、ラップをふんわりとかける。電子レンジで２分加熱し、さっくりと混ぜる。

材料（1人分）

青梗菜……………… 1株（80g）
ねぎ・味つき榨菜 …………各10g
ごま油…………………小さじ½

白菜の甘味を、ほんの少しのゆずこしょうが引き立てます。

白菜とえのきたけのゆずこしょうあえ

材料（1人分）

白菜……80g
えのきたけ……20g
A［ゆずこしょう……ミニスプーン½
　 ポン酢しょうゆ……小さじ1

1人分
エネルギー 20kcal
たんぱく質 1.6g
食塩相当量 0.7g

作り方

1 白菜は一口大に切り、えのきたけは石づきをとって半分の長さに切る。

2 なべに湯を沸かし、白菜を入れてゆでてざるにあげ、次にえのきたけもさっとゆでてざるにあげる。

3 ボールに**A**を合わせ、水けを絞った**2**を加えてあえる。

一味とうがらしの辛味とごま油の香りでうす味をカバーします。

にらともやしの中国風あえ

材料（1人分）

にら……20g
もやし……60g
A［しょうゆ・酢……各小さじ⅔
　 砂糖……小さじ¼
　 ごま油……小さじ½
　 いり白ごま……小さじ⅓
　 一味とうがらし……少量

1人分
エネルギー 44kcal
たんぱく質 1.8g
食塩相当量 0.6g

作り方

1 にらは3cm長さに切り、もやしはひげ根をとる。

2 なべにもやしを入れ、もやしが浸る程度の水を入れて火にかける。沸騰したら、にらを加えてひと混ぜしてざるにあげ、さます。

3 ボールに**A**を合わせ、**2**を水けを絞って加え、あえる。

ひとことアドバイス

白菜はゆですぎず、シャキシャキ感を残したほうが食べごたえがあります。

簡単副菜

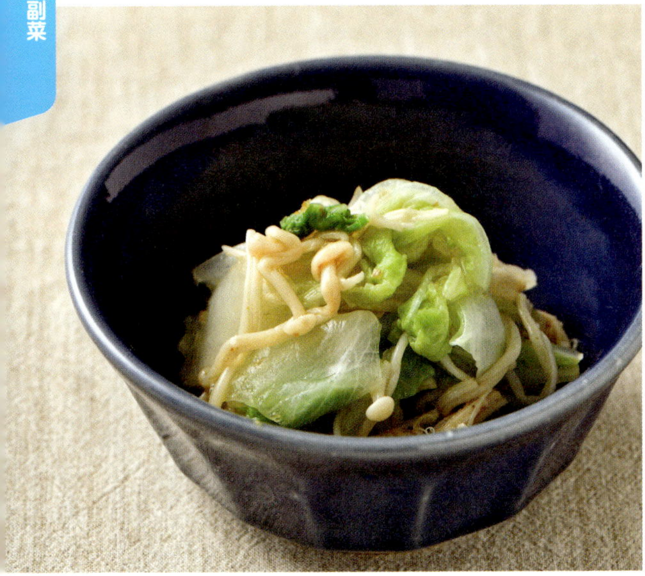

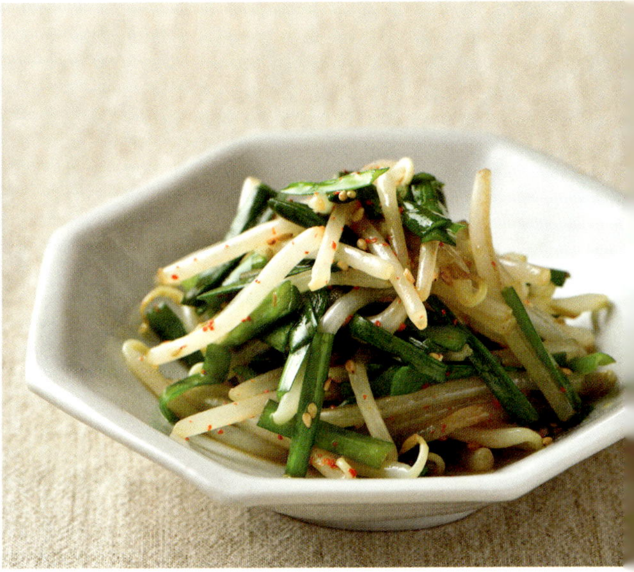

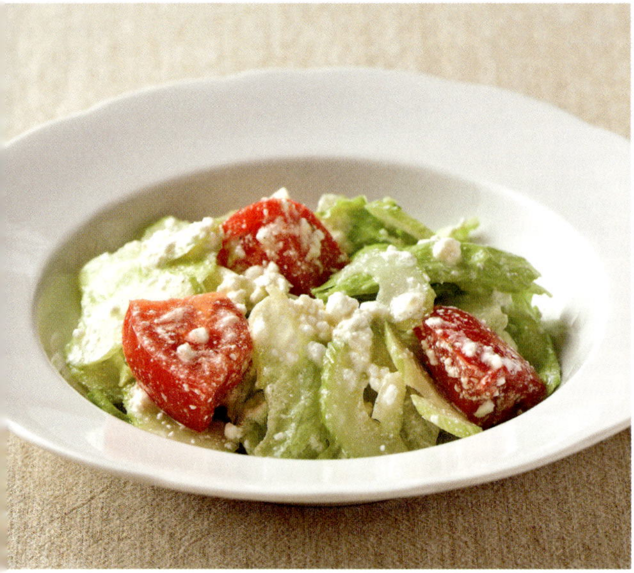

低脂肪のカテージチーズを
ドレッシングに使ってこくをプラス。

レタスとセロリの
カテージチーズサラダ

材料（1人分）

レタス………………1枚（40g）
セロリ………………………20g
トマト………………¼個（30g）

A
- カテージチーズ…………15g
- 塩…………ミニスプーン½
- レモン果汁・オリーブ油
  ………………各小さじ½
- こしょう………………少量

1人分
エネルギー 50kcal
たんぱく質 3.2g
食塩相当量 0.7g

作り方

1 レタスは一口大にちぎる。セロリは筋をとって斜めに薄切りにする。トマトは一口大に切る。

2 ボールに**A**を合わせ、**1**を入れてあえる。

ひとことアドバイス

カテージチーズはほかのチーズに比べて低エネルギー、低脂肪。塩分はチーズの中では少ないのですが、100g中に1g含まれるので、食べる量は注意して。

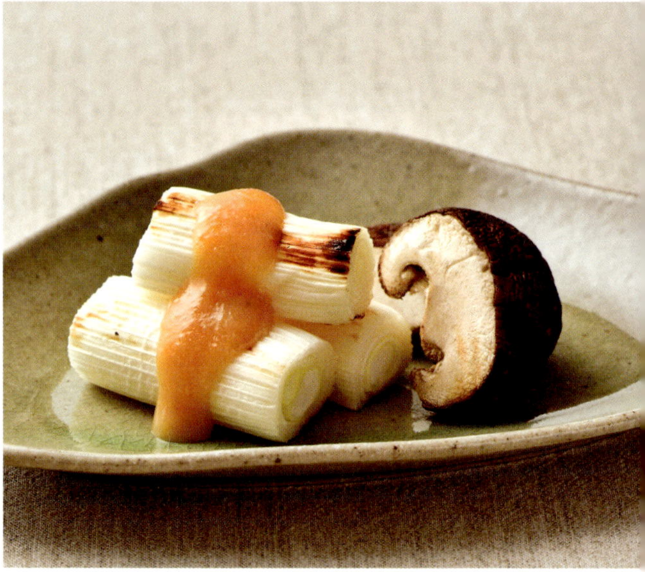

焼いたねぎの甘味としいたけのうま味が
ぎゅっと詰まっています。

焼きねぎの酢みそかけ

材料（1人分）

ねぎ………………………50g
生しいたけ………大1個（20g）

A
- 白みそ……………小さじ1
- 酢………………小さじ½
- 砂糖……………小さじ⅓
- 練りがらし…………少量

1人分
エネルギー 42kcal
たんぱく質 1.9g
食塩相当量 0.4g

作り方

1 ねぎは4cm長さに切り、しいたけは石づきをとって半分に切る。

2 魚焼きグリルを熱し、**1**をこんがりと焼く。

3 器に**2**を盛り、混ぜ合わせた**A**をかける。

水菜はゆでてかさを減らし、
とろろこんぶのうま味を生かしたお浸しに。

水菜と
とろろこんぶのお浸し

材料（1人分）

水菜……80g
うす口しょうゆ……小さじ⅔
とろろこんぶ……少量（1g）

1人分
エネルギー 21kcal
たんぱく質 1.9g
食塩相当量 0.8g

作り方

1 水菜はさっとゆで、3cm長さに切って水けを絞り、器に盛る。

2 1にうす口しょうゆをかけ、とろろこんぶをのせる。

のりは便利な食材。もみのりや刻みのりを
加えるだけで満足感が違います。

春菊の韓国風サラダ

材料（1人分）

春菊……60g
ねぎ……10g
もみのり……全型¼枚分
塩……ミニスプーン½弱（0.5g）
ごま油・いり白ごま……各小さじ½

1人分
エネルギー 46kcal
たんぱく質 2.2g
食塩相当量 0.6g

作り方

1 春菊は葉を摘み、茎は斜めに薄く切る。ねぎは斜めに薄く切り、水にさらして水けをきる。

2 ボールに塩とごま油を合わせ、1ともみのりを加えてあえる。器に盛り、白ごまをひねりながら散らす。

ひとことアドバイス

野菜はしっかり水けをきって調味すると、塩分を控えても味はぼやけません。

簡単副菜

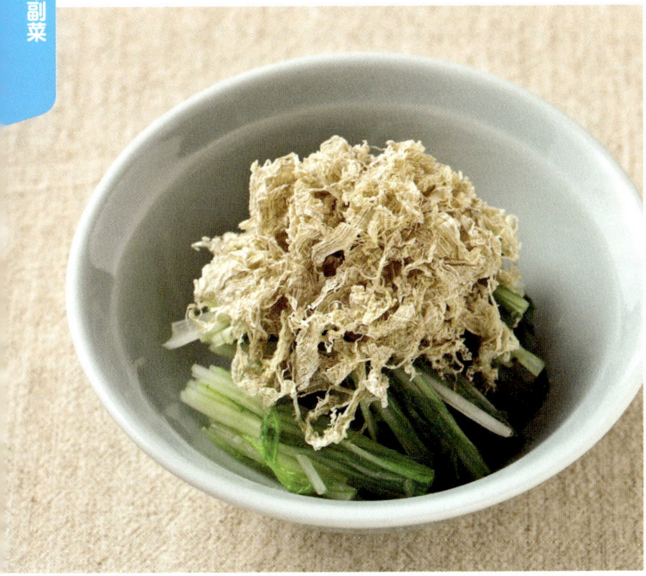

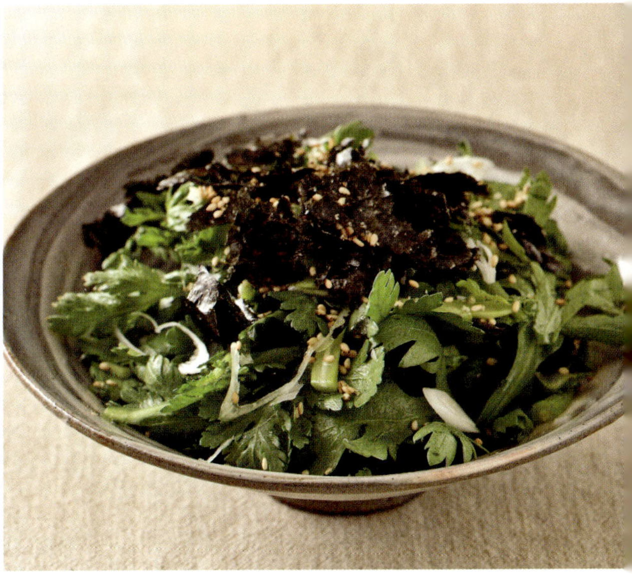

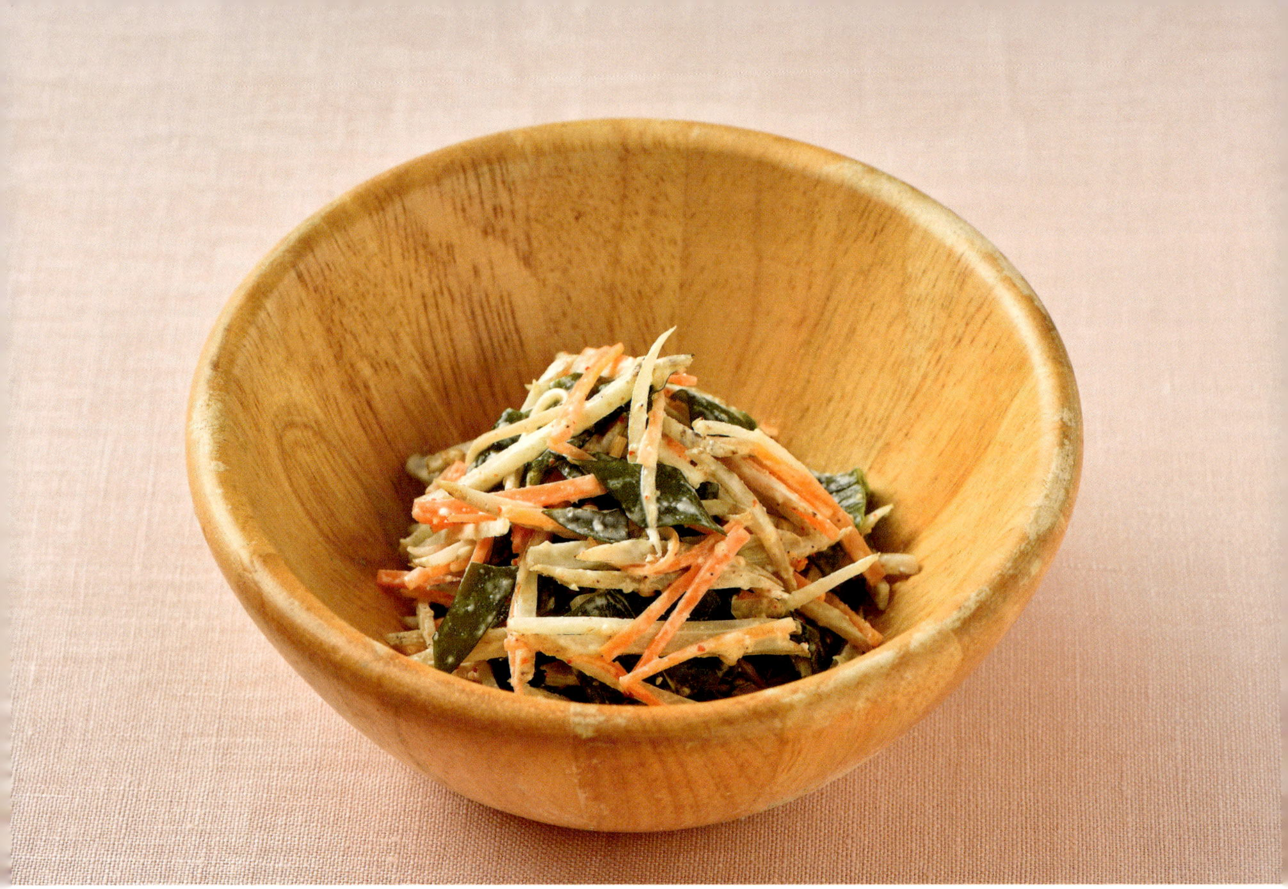

1人分

エネルギー
73kcal

たんぱく質
1.7g

食塩相当量
0.7g

**食物繊維が豊富なごぼうと、ミネラルたっぷりなわかめを
ピリ辛みそマヨであえました。**

ごぼうとわかめの和風サラダ

作り方

1 ごぼうとにんじんはそれぞれせん切りにし、わかめは水でもどす。

2 なべに湯を沸かし、わかめを湯通しして水にとり、水けを絞って一口大に切る。

3 2の湯に酢少量を加えてごぼうを入れ、やわらかくなったらにんじんを入れてひと混ぜし、ざるにあげてさます。

4 ボールにAを合わせ、2と3を加えてあえる。

材料（1人分）

ごぼう……40g
にんじん……15g
わかめ（湯通し塩蔵わかめ）
……10g（もどして15g）
A
みそ・すり白ごま
……各小さじ½
マヨネーズ……小さじ1
一味とうがらし……少量

ひとことアドバイス

ごぼうは酢を加えた湯でゆで、下味をつけます。こうすると、味がしみ込みにくい根菜も、調味料とあえたときに味がまとまりやすくなります。

少量のタラコがにんじんの甘味を
引き出します。作りおきもできます。

にんじんとしらたきのタラコいり

材料（1人分）

にんじん……60g
しらたき……20g
タラコ……10g
ごま油……小さじ½
酒……小さじ1
塩……ミニスプーン⅕

1人分
エネルギー 57kcal
たんぱく質 2.9g
食塩相当量 0.7g

作り方

1 にんじんはせん切りにし、しらたきは水で洗って食べやすい長さに切る。タラコは薄皮を除く。

2 しらたきはフライパンでからいりして水けをとばし、ごま油とにんじんを加えていためる。

3 タラコを加え、酒をふっていため合わせ、塩で味をととのえる。

ひとことアドバイス

タラコは魚卵の中でもプリン体が少ない食材。塩分が高いので、少量を楽しむようにしてください。

梅肉とオリーブ油のシンプルな
即席ドレッシングを野菜にかけます。

たっぷり大根の梅ガツオサラダ

材料（1人分）

大根……50g
きゅうり……20g
A ┌ 梅干し（7％塩分のもの）……小1粒（果肉をたたき刻んで5g）
　└ オリーブ油……小さじ½
削りガツオ……¼袋（0.5g）

1人分
エネルギー 37kcal
たんぱく質 0.9g
食塩相当量 0.4g

作り方

1 大根ときゅうりはピーラーで薄く削り、器に盛る。

2 梅干しは種を除き、包丁でたたき刻む。

3 Aを混ぜ合わせて1にのせ、削りガツオをかける。

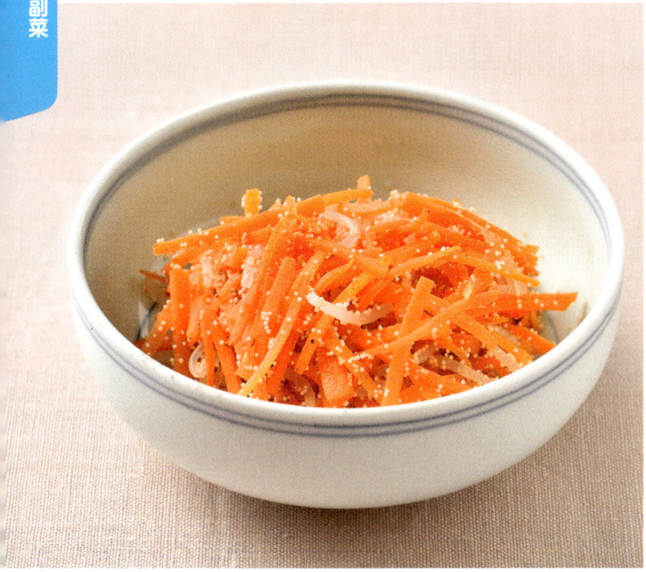

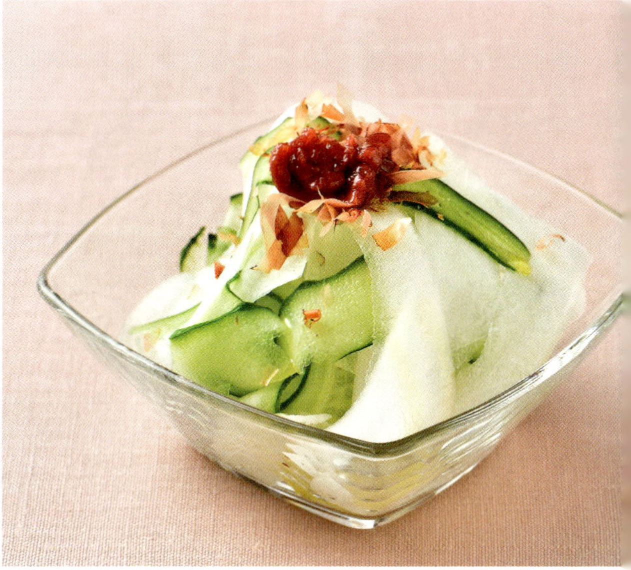

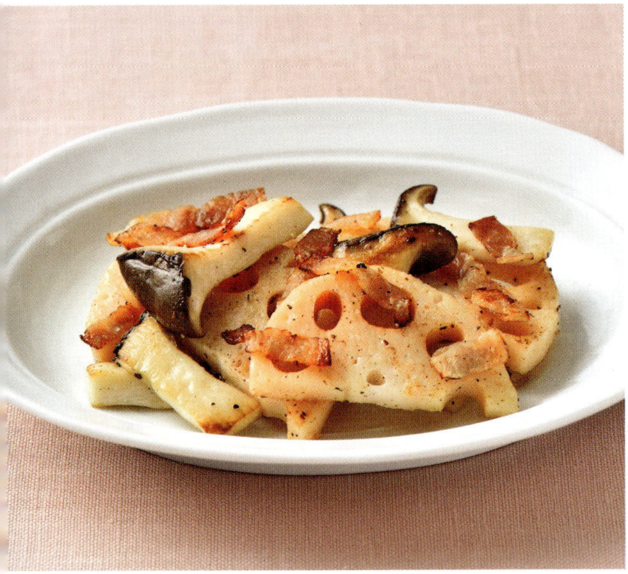

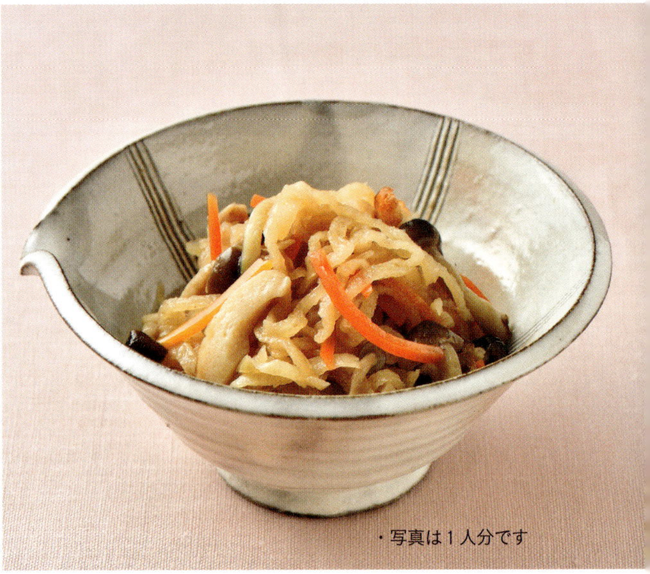

・写真は１人分です

れんこんとエリンギは食感を残しながら
香ばしく焼きます。

れんこんとエリンギのソテー

材料（1人分）

れんこん……………………50g
エリンギ……………………20g
ベーコン……………¼枚（5g）
オリーブ油 …………小さじ¼
塩 ……………ミニスプーン½
あらびき黒こしょう …………少量

1人分
エネルギー 66kcal
たんぱく質 2.2g
食塩相当量 0.6g

作り方

1 れんこんは８㎜厚さの半月切りにして水にさらし、水けをきる。エリンギは石づきをとって縦半分に切ってから薄く切る。ベーコンは細切りにする。

2 フライパンにオリーブ油、ベーコンを入れて火にかけ、ベーコンがカリカリになるまでいためる。れんこんとエリンギを加えてこんがりと焼きつける。

3 塩とあらびき黒こしょうを加えていため合わせる。

ちくわを味だしに。切り干し大根は
ストックできる食物繊維源です。

切り干し大根のさっぱり煮

材料（作りやすい分量・５人分）

切り干し大根 …………… 乾30g
にんじん……………………40g
しめじ類 ……… １パック（90g）
ちくわ ……………… １本（26g）
ごま油 ……………… 小さじ１
A こんぶだし…………½カップ
A 酒……………………大さじ１
砂糖 …………………… 小さじ１
みりん ………………… 小さじ２
しょうゆ ……………… 大さじ１

1人分
エネルギー 52kcal
たんぱく質 2.1g
食塩相当量 0.7g

作り方

1 切り干し大根はさっと洗って水でもどし、水けを絞る。にんじんはせん切りに、しめじは石づきをとってほぐし、ちくわは縦半分に切って斜めに薄く切る。

2 なべにごま油を熱して**1**をいため、**A**を加えて煮立てる。

3 砂糖とみりんを加えて火を弱め、３～４分煮る。しょうゆを加えて汁けがなくなるまで煮含め、火を消す。そのままおいて味をなじませる。

豆腐、根菜、きのこの風味を堪能。
豆乳でまろやかなこくを加えます。

具だくさん根菜の呉汁風

材料（1人分）

- ごぼう……10g
- 大根……25g
- にんじん……15g
- しめじ類……20g
- もめん豆腐……50g
- みそ……小さじ1強（8g）
- こんぶだし……⅖カップ（80mℓ）
- 豆乳……¼カップ
- 小ねぎ（小口切り）……少量

1人分
エネルギー 98kcal
たんぱく質 7.2g
食塩相当量 1.2g

作り方

1 ごぼうは笹がきにして水にさらし、水けをきる。大根とにんじんはいちょう切りにし、しめじは石づきをとって小房に分ける。

2 なべに1とこんぶだしを入れて煮立て、火を弱めて野菜に火が通るまで7～8分煮る。

3 もめん豆腐をくずしながら加え、みそをとき入れ、豆乳を加える。軽く温めて器に盛り、小ねぎを散らす。

心地よい食感で食べごたえも高まります。
りんごの酸味と甘味で塩分ダウン。

かぶとりんごのサラダ

材料（1人分）

- かぶ……小1個（70g）
- 塩……ミニスプーン½
- りんご……皮つき⅙個（20g）
- くるみ（ローストタイプ）……2個（6g）
- A マヨネーズ・プレーンヨーグルト……各小さじ1

1人分
エネルギー 99kcal
たんぱく質 1.6g
食塩相当量 0.3g

作り方

1 かぶはくし形に切り、塩をふって3分ほどおいて水けを絞る。

2 りんごはいちょう切りにする。くるみはあらく刻む。

3 ボールにAを合わせ、1と2を入れてあえる。

ひとことアドバイス

マヨネーズにプレーンヨーグルトを混ぜ合わせると、低エネルギーでさっぱりとした風味の簡単ドレッシングができ上がります。

簡単副菜

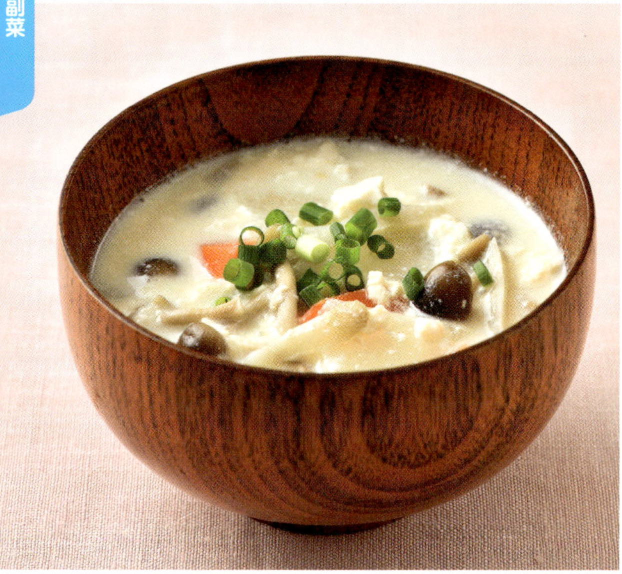

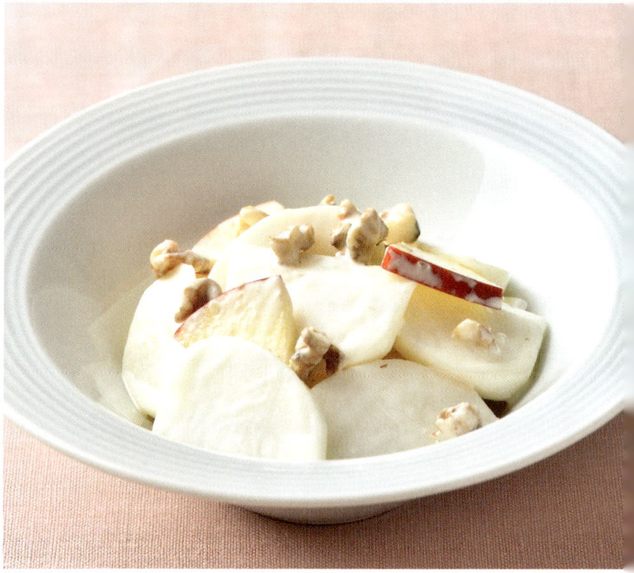

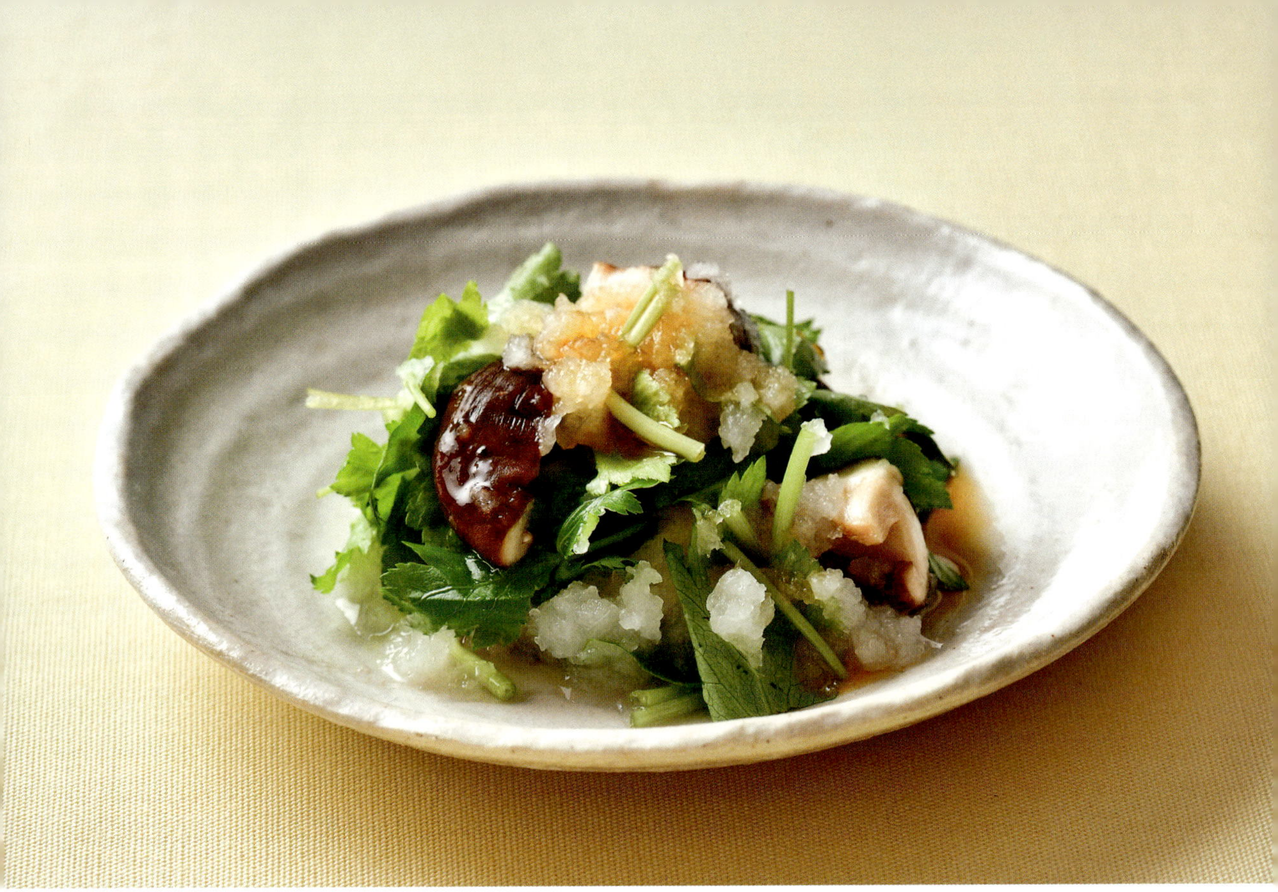

1人分
エネルギー 20kcal
たんぱく質 1.5g
食塩相当量 0.5g

しいたけを焼いてうま味を凝縮させ、香味豊かな三つ葉をとり合わせると、塩分はおさえて味わいは豊かに。

焼きしいたけと三つ葉のおろしあえ

作り方

1 しいたけは石づきをとり、魚焼きグリルでこんがりと焼き、あら熱がとれたら手で裂く。

2 三つ葉は2㎝長さに切る。

3 1と2、おろし大根を合わせて器に盛り、ポン酢しょうゆをかける。

材料（1人分）

生しいたけ	2個
三つ葉	10g
おろし大根	50g
ポン酢しょうゆ	大さじ½

ひとことアドバイス

このまま食べるのはもちろん、焼き魚や豆腐ハンバーグのつけ合わせにしても。おろし大根のみずみずしさが美味です。

きゅうりは電子レンジで加熱して
塩もみの手間と塩分を省きます。

きのことまきゅうりの中国風マリネ

材料（1人分）

エリンギ……………小1本（30g）
生しいたけ……………2個
きゅうり……………20g
A
- ごま油……………小さじ½
- しょうが（みじん切り）……………¼かけ
- にんにく（みじん切り）……少量
- ねぎ（みじん切り）……大さじ1
- しょうゆ……………小さじ⅔
- 酢……………小さじ1
- 砂糖……………小さじ⅓

1人分	
エネルギー	46kcal
たんぱく質	2.5g
食塩相当量	0.6g

作り方

1 エリンギは石づきをとって縦半分に切り、斜めに薄く切る。しいたけは石づきをとって薄く切り、きゅうりは斜め薄切りにする。

2 耐熱容器に1とAを入れて混ぜ合わせ、ラップをかけて電子レンジで1分30秒加熱し、さっくりと混ぜ合わせる。

食物繊維がしっかり。きのこは
食感が違う好みのものを組み合わせて。

きのこのヘルシーナムル

材料（1人分）

しめじ類……………25g
生しいたけ……………2個
えのきたけ……………20g
A
- ごま油・すり白ごま……………各小さじ½
- 塩……………ミニスプーン⅔
- 一味とうがらし……………少量

1人分	
エネルギー	42kcal
たんぱく質	2.4g
食塩相当量	0.8g

作り方

1 しめじは石づきをとって小房に分ける。しいたけは石づきをとって薄く切る。えのきたけは石づきをとって半分に切る。

2 耐熱容器に1を入れてラップをかけ、電子レンジで1分30秒加熱する。

3 ボールにAを合わせ、水けをきった2を加えてあえる。

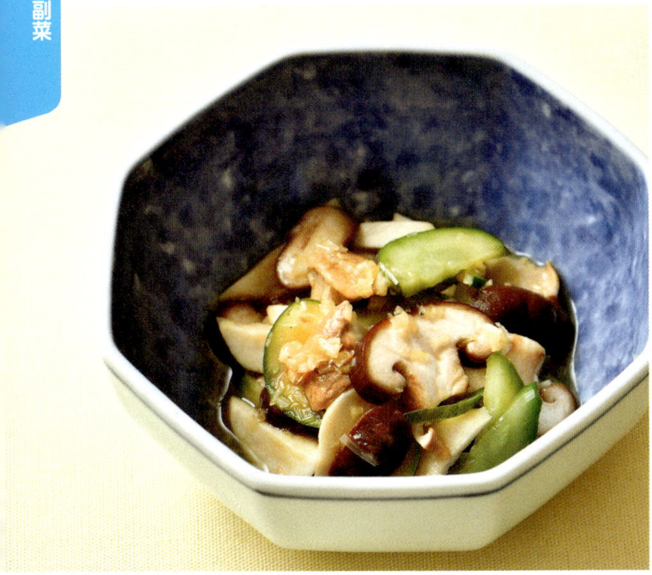

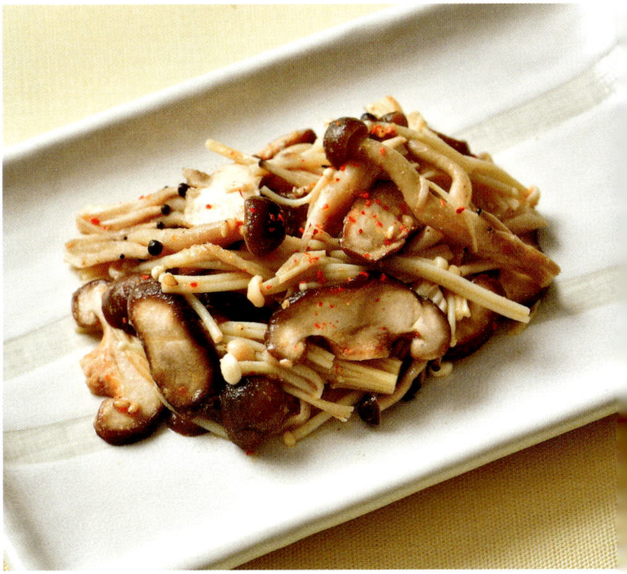

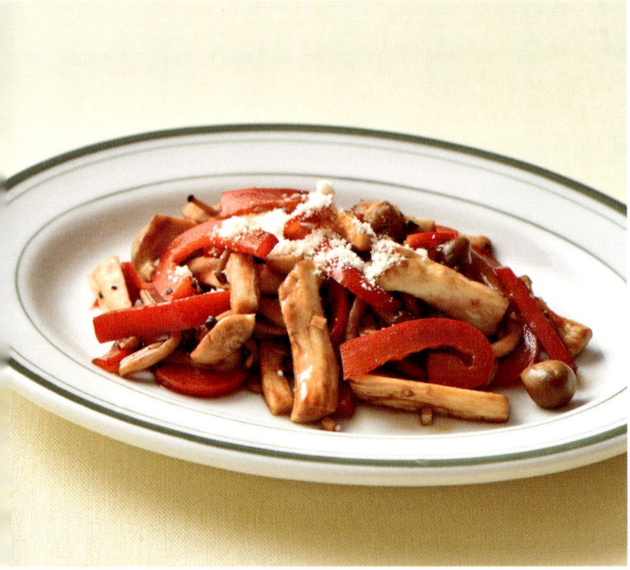

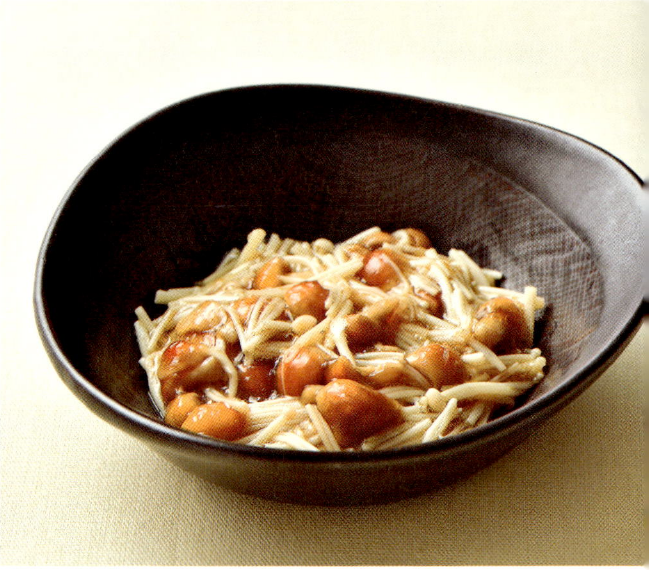

こくのあるバルサミコ酢で味つけ。
きのこの水けでジューシーに仕上がります。

エリンギとパプリカのバルサミコ酢ソテー

材料（1人分）

エリンギ……中1本（40g）
しめじ類……30g
赤パプリカ……30g
にんにく（薄切り）……½かけ
オリーブ油……小さじ½
A
- バルサミコ酢……小さじ1
- しょうゆ……小さじ⅓
- 塩……ミニスプーン¼
- こしょう……少量

粉チーズ……小さじ1

1人分
エネルギー 59kcal
たんぱく質 3.4g
食塩相当量 0.7g

作り方

1 エリンギは石づきをとって長さを半分に切り、食べやすい大きさに裂く。しめじは石づきをとって小房に分ける。パプリカは細切りにする。

2 フライパンにオリーブ油、にんにくを入れて火にかける。香りが立ったらエリンギ、しめじ、赤パプリカを入れていため合わせ、**A**を加えて味をととのえる。器に盛り、粉チーズをかける。

低塩でも、酢とおろししょうがが
味にアクセントをつけます。

えのきたけとなめこの酢じょうゆ煮

材料（1人分）

えのきたけ……40g
なめこ……50g
A
- しょうゆ……小さじ⅔
- 酢……小さじ½
- みりん……小さじ1
- おろししょうが……小さじ½

1人分
エネルギー 35kcal
たんぱく質 2.3g
食塩相当量 0.6g

作り方

1 えのきたけは石づきをとって3等分に切り、なめこは水でさっと洗って水けをきる。

2 なべに**A**と**1**を入れて火にかけ、汁けがなくなるまで煮つめる。

ひとことアドバイス

おろし大根、ゆでた青菜などとあえるのもおいしい。多めに作りおくと料理の幅が広がります。

ひじきのごましそ煮は作りおき可能。
おにぎりの具にしても。

ひじきのごましそ煮 小松菜あえ

材料（作りやすい分量・4人分）

芽ひじき……乾12g
青じそ……5枚
小松菜……200g
ごま油・いり白ごま……各小さじ1
しょうが（みじん切り）……¼かけ
A しょうゆ・酢……各小さじ2
A 砂糖……小さじ1⅓

1人分
エネルギー 32kcal
たんぱく質 1.4g
食塩相当量 0.6g

作り方

1 芽ひじきは水でもどし、水けをきる。青じそはせん切りにする。

2 なべにごま油としょうがを入れて火にかける。香りが立ったらひじきをいためて**A**を加え、汁けをとばすようにいため、青じそといり白ごまを加える。

3 別のなべに湯を沸かし、小松菜をゆでて水にとり、3cm長さに切って水けを絞る。

4 **2**と**3**を合わせてあえる。

実ざんしょうの佃煮で
塩分をおさえてワンランク上の味わいに。

切りこんぶの さんしょう煮

材料（作りやすい分量・5人分）

切りこんぶ……乾20g
ごぼう……40g
にんじん……20g
生しいたけ……1個
油揚げ（薄いもの）……1枚（20g）
ごま油……小さじ1
A 水……½カップ
A 酢……小さじ1
A 酒……大さじ1
A 実ざんしょうの佃煮……小さじ2（8g）
砂糖・みりん……各小さじ2
しょうゆ……大さじ1

1人分
エネルギー 53kcal
たんぱく質 1.8g
食塩相当量 0.9g

作り方

1 切りこんぶは水でもどして洗い、ざるにあげる。

2 ごぼうとにんじんはそれぞれ笹がきにし、ごぼうは水にさらす。しいたけは石づきをとって薄切りに、油揚げは短冊切りにする。

3 なべにごま油を熱し、**2**をいため、**1**を加えていため合わせる。**A**を加えてふたをして7〜8分煮、砂糖、みりん、しょうゆを加えて汁けがなくなるまで煮含める。

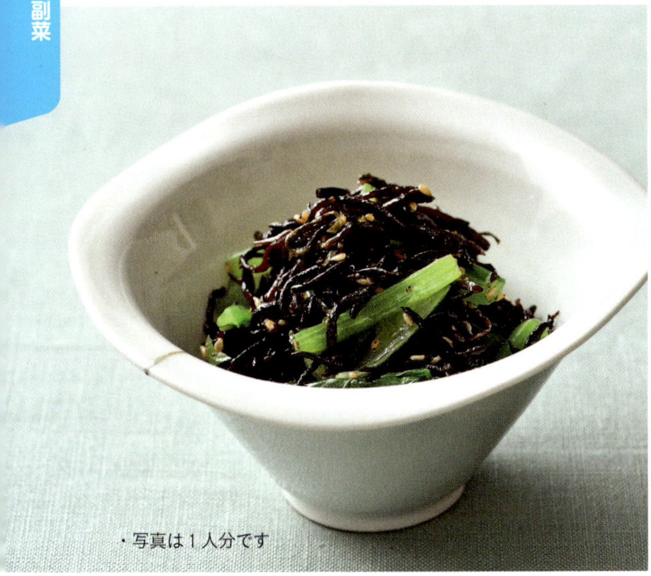
・写真は1人分です

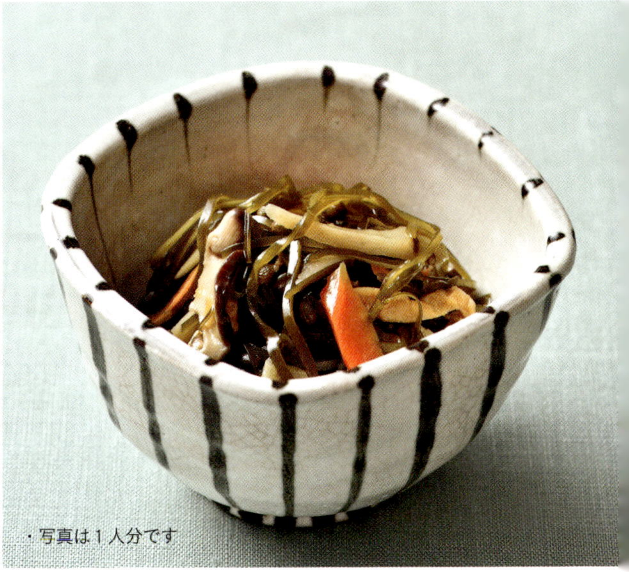
・写真は1人分です

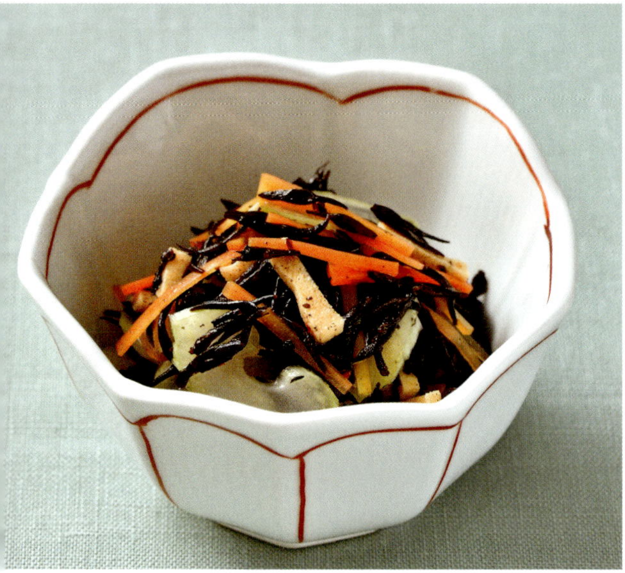

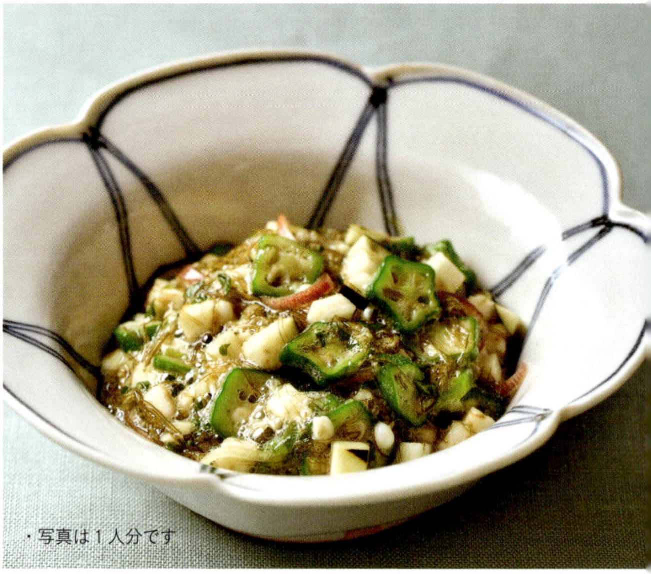

・写真は１人分です

煮物になりがちな食材を、豆板醤《とうばんじゃん》、酢、
ごま油の香り豊かなあえ物に。

ひじきと凍り豆腐の中国風あえ

材料（1人分）

芽ひじき・凍り豆腐 ……各乾３g
セロリ …………………15g
にんじん ………………10g
A しょうゆ・ごま油 ……各小さじ½
A 砂糖 ……………小さじ¼
A 酢 ……………小さじ１
A 豆板醤 ……少量（0.5g）

1人分	
エネルギー	51kcal
たんぱく質	2.1g
食塩相当量	0.6g

作り方

1 芽ひじきは水でもどす。凍り豆腐はパッケージの表示に従ってもどし、水けを絞って細切りにする。セロリは筋をとり除いて薄切りに、にんじんはせん切りにする。

2 なべに湯を沸かし、芽ひじきを入れてさっと火を通してとり出し、次ににんじんをゆで、湯をきる。

3 ボールに**A**を合わせ、芽ひじき、凍り豆腐、セロリ、にんじんを加えてあえる。

納豆こんぶのほかに、
味つきもずくやめかぶを使っても。

薬味たっぷり山形だし風

材料（作りやすい分量・３人分）

納豆こんぶ ……………乾８g
A しょうゆ・みりん ……各大さじ½
A 酢 ……………小さじ１
なす ……………½個（40g）
オクラ ……………３個（60g）
みょうが ……………１個（20g）
青じそ ……………３枚
しょうが（みじん切り）……¼かけ

1人分	
エネルギー	24kcal
たんぱく質	1.1g
食塩相当量	0.7g

作り方

1 ボールに納豆こんぶを入れて３倍量（60㎖）くらいの湯を注ぎ入れ、よく混ぜて５〜10分おき、**A**を混ぜ合わせる。

2 なすは５㎜角に切って水にさらし、水けをきる。オクラはがくを切り落とし、色よくゆでて水にとり、小口切りにする。みょうがは小口切りに、青じそはせん切りにする。

3 **1**と**2**、しょうがを混ぜ合わせ、冷蔵庫で冷やす。

市販のもずく酢を利用して
簡単なトマトの酢の物に。

スタミナもずくトマト

材料（1人分）

トマト……………………¼個（50g）
もずく酢…………1パック（70g）
おろしにんにく…………小さじ¼

1人分
エネルギー 35kcal
たんぱく質 0.5g
食塩相当量 1.1g

作り方

1 トマトは1cm角に切り、もずく酢と合わせて器に盛り、おろしにんにくをのせる。

ひとことアドバイス

おろしにんにくをおろししょうがにかえると、また違った味わいに。汁は残しましょう。

グレープフルーツの酸味がきいた
洋風酢の物。海藻と高相性です。

わかめと グレープフルーツの ジンジャーあえ

材料（1人分）

わかめ（湯通し塩蔵わかめ）
……………20g（もどして35g）
グレープフルーツ……………50g
紫玉ねぎ……………………15g
A 塩…………ミニスプーン¼
A こしょう………………少量
A 酢・オリーブ油……各小さじ1
A おろししょうが……小さじ½

1人分
エネルギー 65kcal
たんぱく質 0.9g
食塩相当量 0.6g

作り方

1 わかめは水でもどし、湯にさっと通して水にとり、一口大に切る。

2 グレープフルーツは薄皮をむいて一口大に切る。紫玉ねぎは薄切りにして水にさらし、水けをきる。

3 ボールにAを合わせ、1と2を加えてあえる。

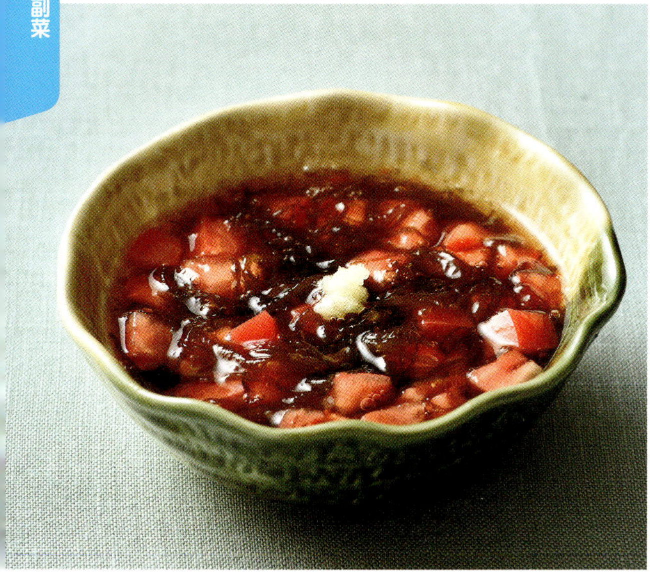

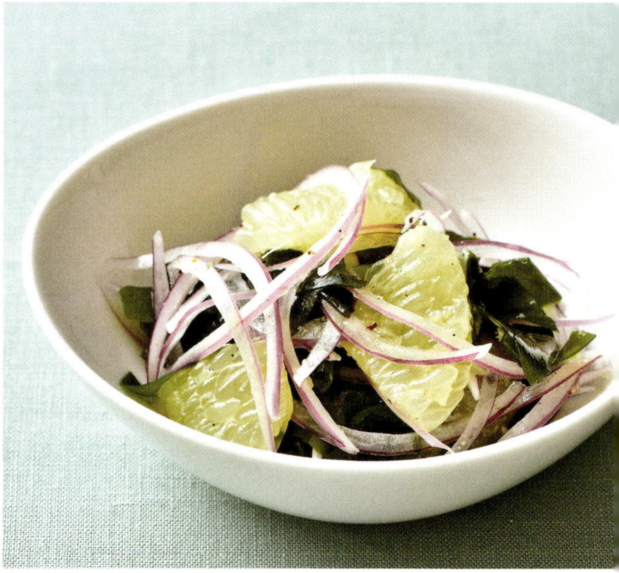

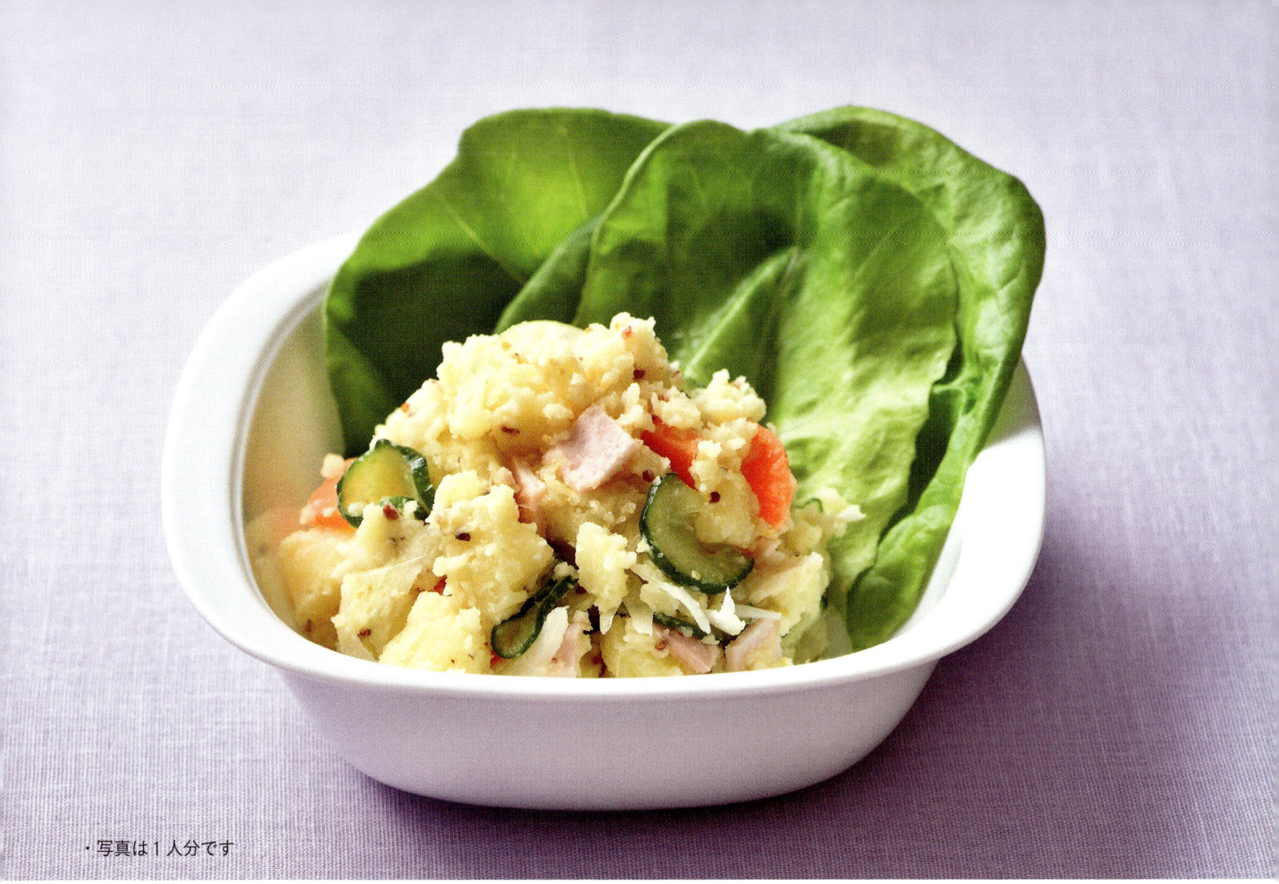

・写真は1人分です

1人分
エネルギー 117kcal
たんぱく質 2.5g
食塩相当量 0.7g

じゃが芋が温かいうちに下味をつけると、マヨネーズの量が減らせます。じゃが芋は粉吹きにしたり、蒸したりするとさらに美味。

さっぱりポテトサラダ

作り方

1 じゃが芋は皮つきのままラップに包み、電子レンジで4〜5分加熱して皮をむく。ボールに入れてつぶし、熱いうちに**A**を混ぜ合わせる。

2 にんじんはいちょう切りにし、ラップに包んで電子レンジで1分30秒〜2分加熱する。きゅうりは輪切りにし、塩をふって3分ほどおき、水けを絞る。玉ねぎは薄切りにして水にさらし、水けを絞る。ハムは1×1㎝角に切る。

3 **1**のあら熱がとれたら**2**と**B**を加えて混ぜ合わせ、サラダ菜を敷いた器に盛る。

材料（作りやすい分量・4人分）

じゃが芋……中2個（300g）

A
- 塩……小さじ⅓
- こしょう……少量
- 酢……小さじ2
- 砂糖……小さじ⅔

にんじん……40g

- きゅうり……小1本（80g）
- 塩……ミニスプーン⅓

玉ねぎ……30g

ハム……1枚（20g）

B
- マヨネーズ……小さじ4
- 粒入りマスタード……小さじ1

サラダ菜……12枚（40g）

チーズのこくと焼いた香味が加わった、
腹もちがいいじゃが芋料理。

チーズ入り ハッシュドポテト

材料（1人分）

- じゃが芋 ………… 小1個（80g）
- 塩 …… ミニスプーン1弱（0.8g）
- A
  - こしょう ………………… 少量
  - とろけるタイプのチーズ ‥ 10g
  - かたくり粉 ………… 小さじ1
- オリーブ油 ……………… 小さじ½
- パセリ ………………………… 少量

1人分	
エネルギー	127kcal
たんぱく質	4.1g
食塩相当量	0.4g

作り方

1. じゃが芋はせん切りにし、ボールに入れて塩をふり、しばらくおく。水けを絞り、**A**を加え混ぜる。
2. オリーブ油を熱したフライパンに**1**をスプーンですくって一口大に落とし、こんがりと両面を焼き、器に盛ってパセリを添える。

ひとことアドバイス

じゃが芋のでんぷんがのりのかわりになるので、切ったあとは水にさらさないで。

身近な食材で作るきんぴら。
1品足りないときのお助けメニューです。

じゃが芋のきんぴら

材料（1人分）

- じゃが芋 ………… 中½個（60g）
- にんじん ……………………… 20g
- ごま油 ……………………… 小さじ½
- A
  - しょうゆ ………… 小さじ⅔
  - 砂糖 ……………… 小さじ⅓
  - 酒 ………………… 小さじ1
- いり白ごま ……………… 小さじ¼

1人分	
エネルギー	88kcal
たんぱく質	1.6g
食塩相当量	0.6g

作り方

1. じゃが芋とにんじんはそれぞれ細切りにし、じゃが芋は水にさらして水けをきる。
2. フライパンにごま油を熱して**1**をいため、**A**を加えて味をととのえ、器に盛って白ごまをふる。

簡単副菜

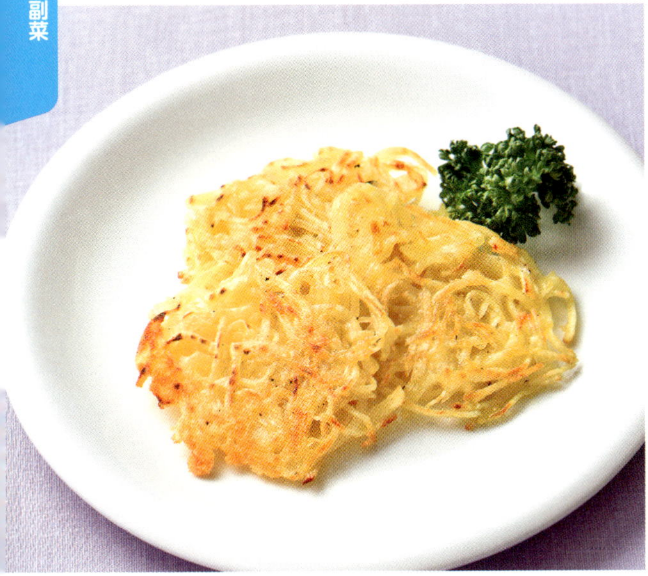

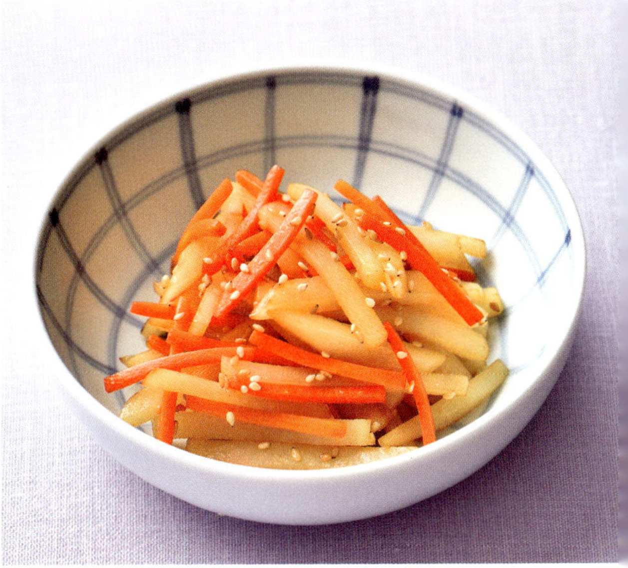

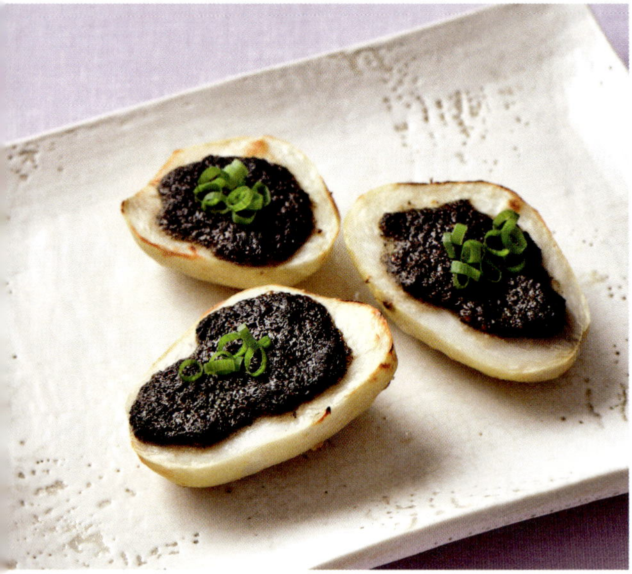

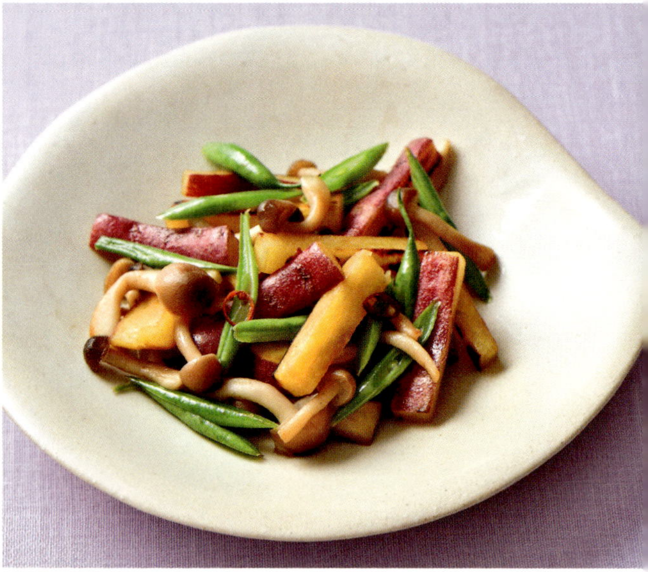

里芋にごまみそを塗って。食材の表面に
しっかり味をつけることも減塩のコツ。

里芋の田楽

材料（1人分）

里芋……中2個（100g）
A［みそ・はちみつ・すり黒ごま……各小さじ1
小ねぎ（小口切り）……少量

1人分
エネルギー 108kcal
たんぱく質 2.9g
食塩相当量 0.7g

作り方

1 里芋は皮つきのままラップに包み、電子レンジで2〜3分加熱し、皮をむいて縦半分に切る。

2 魚焼きグリルに**1**を入れ、混ぜ合わせた**A**を塗り、里芋に焼き色がつくまで焼く。器に盛り、小ねぎを散らす。

ひとことアドバイス

ごまみそは、こんにゃくやきのこ、魚などに塗って焼いてもおいしくいただけます。

さつま芋にごま油の香味を足して
甘辛味にいためると、ごはんに合う味に。

さつま芋としめじの甘辛いため

材料（1人分）

さつま芋……皮つき80g
しめじ類……20g
さやいんげん……2本（10g）
赤とうがらし（輪切り）……少量
ごま油……小さじ½
A［しょうゆ……小さじ⅔
　 みりん……小さじ1

1人分
エネルギー 156kcal
たんぱく質 1.8g
食塩相当量 0.6g

作り方

1 さつま芋は皮つきのままラップに包み、電子レンジで1分30秒加熱し、拍子木切りにする。しめじは石づきをとって小房に分け、さやいんげんは斜めに細く切る。

2 フライパンにごま油を熱してさつま芋をこんがりと焼き、しめじ、さやいんげん、赤とうがらしを入れていため合わせ、**A**で味をととのえる。

酢の酸味と練りわさびの辛味が
長芋の甘味を引き出します。

たたき長芋の
わさび酢あえ

材料（1人分）

長芋 ……………………… 100g

A ┌ うす口しょうゆ …… 小さじ⅔
  └ 酢 ……………………… 小さじ½

練りわさび …… ミニスプーン½

1人分	
エネルギー	71kcal
たんぱく質	2.5g
食塩相当量	0.7g

作り方

1 長芋はポリ袋に入れ、めん棒などでたたいて割り、**A**を加える。

2 器に盛り、わさびを置く。

素揚げしてこくが出た里芋に、
みずみずしくて甘いおろしあんをかけて。

揚げ里芋の
おろしあんかけ

材料（1人分）

里芋 …………… 中2個（80g）

揚げ油

A ┌ おろし大根（水けをきらない）
  │ ……………………… 50g
  └ こんぶだし ………… ¼カップ

B ┌ うす口しょうゆ・みりん
  └ ……………… 各小さじ⅔

┌ かたくり粉 ………… 小さじ⅓
└ 水 ……………………… 小さじ⅔

三つ葉・ゆずの皮 ……… 各少量

1人分	
エネルギー	103kcal
たんぱく質	1.7g
食塩相当量	0.7g

作り方

1 里芋は一口大に切って水でさっと洗い、水けをふきとる。揚げ油を熱し、里芋をきつね色に揚げる。

2 なべに**A**を入れ、ひと煮立ちさせて**B**を入れ、水どきかたくり粉でとろみをつける。

3 器に**1**を盛り、**2**をかけ、せん切りにしたゆずの皮と3㎝長さに切った三つ葉をのせる。

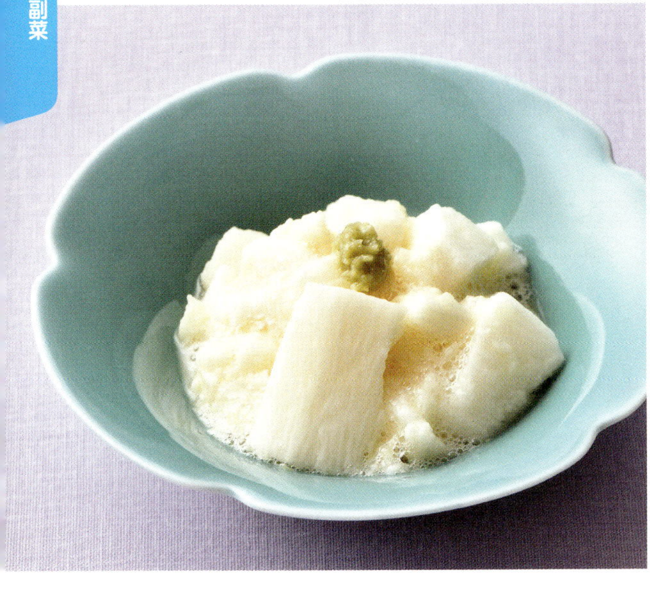

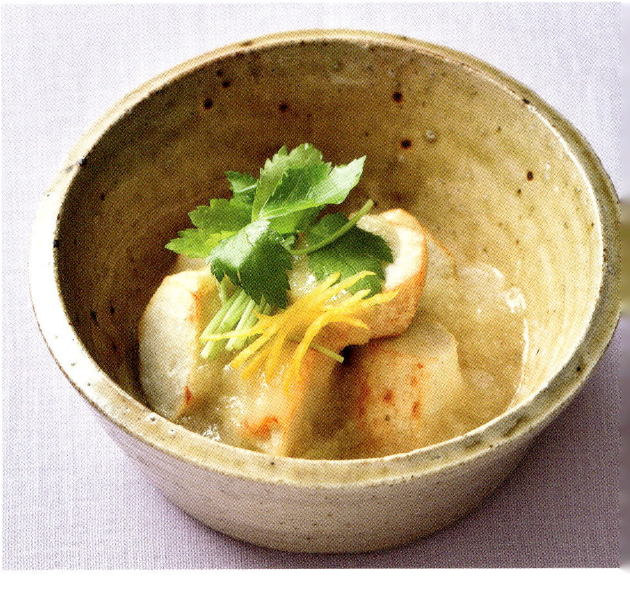

栄養成分値一覧

文部科学省『日本食品標準成分表2015年版（七訂）』（文部科学省）に基づいて算出しています。同書に記載のない食品は、それに近い食品（代用品）の数値で算出しました。栄養成分値は１人分（１回分）あたりの値です。市販品は、メーカーから公表された成分値のみ合計しています。煮物、お浸しなど、汁が残る料理については、可食部（食べる分）について計算しました。数値の合計の多少の相違は計算上の端数処理によるものです。

	料理名	掲載ページ	エネルギー(kcal)	たんぱく質(g)	脂質(g)	飽和脂肪酸(g)	コレステロール(mg)	炭水化物(g)	食物繊維総量(g)	ナトリウム(mg)	カリウム(mg)	食塩相当量(g)
献立1日目	もち麦ごはん	39	283	5.2	0.8	0.19	0	62.3	2.3	1	58	0
	めかぶ納豆	39	111	8.8	5.2	0.73	0	8.3	4.4	206	358	0.5
	ほうれん草とえのきたけのいため物	39	41	2.3	2.5	0.37	0	4.3	2.6	237	465	0.6
	じゃが芋と玉ねぎのみそ汁	39	49	1.8	0.5	0.08	0	9.4	1.0	466	344	1.2
	ブルーベリーヨーグルト	39	72	3.7	3.0	1.83	12	7.5	0.7	48	184	0.1
	朝食合計		555	21.7	12.1	3.19	12	91.8	11.0	957	1408	2.4
	もち麦ごはん	41	283	5.2	0.8	0.19	0	62.3	2.3	1	58	0
	れんこん入りつくね	41	171	15.4	5.9	1.45	40	13.4	2.6	548	618	1.4
	セロリのゆかりあえ	41	7	0.2	0.2	0.01	0	1.4	1.0	122	164	0.3
	さつま芋とさやいんげんの塩いため	41	86	0.8	2.5	0.37	0	14.3	1.5	200	194	0.5
	オレンジ	41	23	0.6	0.1	0.01	0	5.9	0.5	1	84	0
	昼食合計		571	22.1	9.4	2.02	40	97.4	7.9	870	1118	2.2
	もち麦ごはん	43	283	5.2	0.8	0.19	0	62.3	2.3	1	58	0
	サワラのムニエル　レモンバターソース	43	212	16.1	12.3	4.08	50	7.7	2.5	571	654	1.5
	海藻サラダ	43	48	1.8	2.3	0.31	0	6.4	3.4	483	220	1.2
	かぼちゃとねぎのカレーチーズ焼き	43	129	5.8	4.6	0.04	0	16.6	3.0	214	360	0.5
	夕食合計		672	28.9	20.0	4.61	51	93.1	11.1	1269	1292	3.2
	一日合計		1798	72.7	41.5	9.83	103	282.2	30.0	3097	3819	7.9
献立2日目	フレッシュサンドイッチ	45	365	15.1	13.9	3.55	214	44.3	2.6	598	246	1.5
	豆とウインナのトマトスープ	45	130	4.9	7.9	2.30	12	10.5	0.9	459	374	1.2
	りんご	45	40	0.1	0.1	0.01	0	10.9	1.0	0	84	0
	ミルクティー	45	107	5.4	5.8	3.50	18	8.2	0.8	62	265	0.2
	朝食合計		642	25.4	27.6	9.35	243	73.8	5.2	1119	968	2.8
	もち麦ごはん	47	283	5.2	0.8	0.19	0	62.3	2.3	1	58	0
	カジキマグロの粒入りマスタード焼き	47	170	15.4	7.8	1.45	50	9.3	1.7	460	588	1.2
	かぶのゆずこしょうあえ	47	14	0.5	0.1	0.01	0	3.2	1.0	179	170	0.5

	料理名	掲載ページ	エネルギー(kcal)	たんぱく質(g)	脂質(g)	飽和脂肪酸(g)	コレステロール(mg)	炭水化物(g)	食物繊維総量(g)	ナトリウム(mg)	カリウム(mg)	食塩相当量(g)
献立2日目	にんじんとピーマンのしりしり風	47	40	1.0	2.1	0.31	1	4.5	1.4	240	156	0.6
	ぶどう	47	47	0.3	0.1	0.01	0	12.6	0.4	1	104	0
	昼食合計		554	22.4	10.9	1.97	51	91.9	6.9	880	1075	2.2
	もち麦ごはん	49	283	5.2	0.8	0.19	0	62.3	2.3	1	58	0
	よだれ鶏	49	170	16.6	8.2	1.67	44	7.9	3.2	552	552	1.4
	青梗菜と里芋のしょうがあんかけ煮	49	69	3.3	0.2	0.02	6	12.7	2.1	373	685	0.9
	切り干し大根のごまみそあえ	49	54	1.9	1.1	0.16	0	10.2	2.8	229	418	0.6
	夕食合計		576	27.0	10.3	2.04	50	93.1	10.5	1154	1714	2.9
	一日合計		1772	74.9	48.8	13.36	344	258.8	22.6	3153	3758	8.0
献立3日目	もずく雑炊	51	308	10.8	5.9	1.59	210	51.8	3.2	806	433	2.0
	さやいんげんの白あえ	51	91	5.9	4.4	0.67	0	7.7	2.0	316	280	0.8
	いちごヨーグルト	51	77	4.0	3.0	1.83	12	8.7	0.6	48	247	0.1
	朝食合計		477	20.7	13.4	4.09	222	68.3	5.9	1170	959	3.0
	もち麦ごはん	53	283	5.2	0.8	0.19	0	62.3	2.3	1	58	0
	タンドリーチキン	53	196	12.9	12.4	3.21	58	8.9	3.0	460	439	1.2
	紫キャベツの甘酢漬け	53	24	1.1	0.1	0.01	0	5.3	1.5	117	171	0.3
	じゃが芋の青のり焼き	53	65	1.1	2.1	0.28	0	10.8	1.0	131	259	0.3
	パイナップル	53	31	0.4	0.1	0.01	0	8.0	0.9	0	90	0
	昼食合計		599	20.6	15.4	3.69	58	95.3	8.5	708	1017	1.8
	もち麦ごはん	55	283	5.2	0.8	0.19	0	62.3	2.3	1	58	0
	ブリのにんにくみそ焼き	55	309	21.0	15.1	3.53	63	20.3	2.9	550	683	1.4
	糸かんてんときゅうりの酢の物	55	39	0.8	2.1	0.31	0	5.6	2.7	233	94	0.6
	ごぼうの沢煮わん	55	34	1.6	0.1	0.01	1	6.4	1.7	502	304	1.3
	夕食合計		666	28.5	18.0	4.04	64	94.6	9.7	1286	1139	3.3
	一日合計		1741	69.8	46.8	11.81	344	258.1	24.1	3164	3115	8.0
献立4日目	シリアル	57	342	10.3	8.7	4.66	24	56.2	0	363	300	0.9
	ツナサラダ	57	128	7.3	5.1	0.48	14	14.2	2.1	478	518	1.2
	バナナ	57	60	0.8	0.1	0.05	0	15.8	0.8	0	252	0
	朝食合計		530	18.4	13.9	5.19	38	86.1	2.8	842	1070	2.1
	ゆかりもち麦ごはん	59	284	5.2	0.9	0.19	0	62.3	2.4	33	58	0.1
	牛肉としらたきの甘辛いため	59	231	13.1	13.3	3.92	45	11.7	3.1	553	343	1.4
	里芋としいたけのグリル　さんしょう風味	59	50	1.2	2.1	0.28	0	7.4	1.8	190	364	0.5

	料理名	掲載ページ	エネルギー(kcal)	たんぱく質(g)	脂質(g)	飽和脂肪酸(g)	コレステロール(mg)	炭水化物(g)	食物繊維総量(g)	ナトリウム(mg)	カリウム(mg)	食塩相当量(g)
献立4日目	春菊の酢じょうゆあえ	59	20	1.8	0.5	0.05	0	3.0	2.0	272	294	0.7
	みかん	59	34	0.4	0.1	0.01	0	9.0	0.3	1	104	0
	昼食合計		620	21.7	16.8	4.44	45	93.5	9.6	1048	1162	2.7
	もち麦ごはん	61	283	5.2	0.8	0.19	0	62.3	2.3	1	58	0
	凍り豆腐と小松菜のチャンプルー	61	231	17.0	15.2	2.94	211	5.3	2.7	563	502	1.4
	焼きなすの榨菜あえ	61	45	1.3	2.2	0.33	1	5.9	2.4	244	214	0.6
	白菜と鶏ささ身のはるさめスープ	61	60	6.6	0.3	0.05	17	7.8	0.9	465	445	1.2
	夕食合計		620	30.1	18.5	3.51	229	81.3	8.2	1272	1219	3.2
	一日合計		1769	70.1	49.2	13.14	312	261	20.7	3162	3451	8.0
献立5日目	もち麦ごはん	63	283	5.2	0.8	0.19	0	62.3	2.3	1	58	0
	焼き厚揚げのおろし添え	63	131	9.1	9.1	1.29	0	3.0	1.2	237	215	0.6
	長芋とオクラの梅のりあえ	63	37	1.4	0.2	0.02	0	8.2	1.6	161	209	0.4
	飛鳥汁	63	77	4.1	3.1	1.70	8	9.0	2.0	381	470	1.0
	いちご	63	20	0.5	0.1	0.01	0	5.1	0.8	0	102	0
	朝食合計		549	20.3	13.3	3.21	9	87.6	7.9	780	1053	2.0
	サバとじゃが芋のトマトペンネ	65	451	20.4	11.3	2.33	36	65.3	6.3	977	894	2.5
	コールスローサラダ	65	49	1.2	2.2	0.29	0	7.0	1.9	198	208	0.5
	ゴールドキウイ	65	35	0.7	0.1	0.04	0	8.9	0.8	1	180	0
	カフェオレ	65	103	5.1	5.7	3.50	18	7.8	0	62	261	0.2
	昼食合計		639	27.4	19.3	6.15	54	89.0	9.0	1238	1543	3.1
	もち麦ごはん	67	283	5.2	0.8	0.19	0	62.3	2.3	1	58	0
	香味野菜たっぷりタイの和風カルパッチョ	67	141	13.7	7.7	1.31	36	3.4	1.1	393	469	1.0
	ひじきと大豆のみそマヨあえ	67	83	3.6	5.4	0.58	2	6.2	3.0	216	209	0.5
	れんこんの落とし焼き	67	100	4.4	2.4	0.36	4	16.2	1.9	452	442	1.1
	夕食合計		607	26.9	16.3	2.43	42	88.2	8.3	1061	1178	2.7
	一日合計		1795	74.7	48.9	11.8	105	264.7	25.3	3079	3774	7.8
ボリュームおかず	鶏肉とねぎのレモン照り焼き	68	253	15.7	13.7	3.76	72	16.5	3.1	679	541	1.7
	鶏肉と栗のトマト煮込み	69	231	14.2	12.4	3.39	63	15.4	3.5	467	640	1.2
	豚もも肉と彩り野菜のBBQグリル	70	232	17.6	12.3	4.40	57	12.5	2.7	549	549	1.4
	かぼちゃとさやいんげんの豚肉巻き 黒酢ソース	71	255	13.7	13.8	4.96	37	16.3	3.0	559	576	1.4
	焼きしゃぶしゃぶ	72	294	14.8	22.3	8.14	56	6.2	1.8	562	520	1.4
	ポテト入りミートボール	73	255	17.3	12.9	4.46	56	16.1	1.9	427	639	1.1
	牛肉とつきこんにゃくのチャプチェ	74	244	14.3	15.1	4.17	45	11.9	3.3	543	461	1.4

	料理名	掲載ページ	エネルギー(kcal)	たんぱく質(g)	脂質(g)	飽和脂肪酸(g)	コレステロール(mg)	炭水化物(g)	食物繊維総量(g)	ナトリウム(mg)	カリウム(mg)	食塩相当量(g)
ボリュームおかず	鶏手羽肉とかぶのスープ煮	75	254	19.2	14.5	4.01	110	7.6	2.8	723	605	1.8
	豚肉ときのこのしょうが焼き	76	260	16.7	15.8	5.75	43	12.8	3.6	548	641	1.4
	タイのおろし煮　わさび添え	77	222	17.3	11.7	2.25	55	8.0	0.8	578	627	1.5
	タイとマッシュルームの粒入りマスタードソース	78	219	20.5	9.1	2.03	55	11.6	2.2	503	746	1.3
	焼きサバの南蛮漬け	78	259	17.6	15.6	3.89	49	9.8	1.6	550	409	1.4
	サバとカリフラワーのカレーいため	79	245	17.4	14.0	3.47	43	10.2	2.6	577	575	1.5
	サケときのこのホイル蒸し　ゆずこしょう風味	80	157	20.0	6.9	2.58	56	4.3	2.7	571	610	1.4
	サケと白菜のミルクスープ煮	81	266	22.5	12.7	3.02	48	12.5	2.2	634	693	1.6
	サワラと小松菜のねぎ塩いため	82	219	17.4	14.0	2.93	48	5.0	1.9	554	749	1.4
	サワラのくるみみそ焼き	83	261	19.3	15.1	2.77	48	10.0	2.4	518	617	1.3
	スズキと水菜のレンジ蒸し	83	138	18.2	3.6	0.85	54	8.8	3.2	634	647	1.6
	スズキのアクアパッツァ風	84	179	14.4	9.9	1.66	49	5.2	1.5	541	482	1.4
	ブリの立田焼き	85	256	14.8	14.7	3.11	43	14.0	1.9	519	559	1.3
	ブリの漬け　たっぷり野菜あえ	86	172	14.4	10.1	2.11	47	5.2	1.4	540	513	1.4
	カレイとごぼうの煮つけ	87	187	17.5	5.1	0.92	96	12.9	2.3	663	380	1.7
	タコのペペロンチーノ風	88	165	18.6	6.9	0.88	120	4.9	2.4	506	588	1.3
	タコたっぷりチヂミ	89	197	11.5	7.6	1.95	114	19.5	1.8	476	396	1.2
	減塩ゴーヤーチャンプルー	90	233	15.3	14.9	3.47	120	8.4	3.3	568	546	1.4
	おからハンバーグ	91	219	15.7	11.8	2.69	90	12.2	6.2	598	561	1.5
	絹ごし豆腐のマイルドチゲ風	92	233	14.8	12.4	2.50	13	16.0	3.4	721	815	1.8
	豆腐ステーキ　きのこソース	93	184	11.9	10.5	1.48	0	11.9	2.7	459	424	1.2
	肉詰め凍り豆腐と青梗菜の治部煮風	94	235	15.2	13.5	2.32	24	11.3	1.7	655	494	1.7
	厚揚げとにんにくの茎のチリソースいため	95	228	12.5	13.5	1.94	0	13.8	3.3	556	388	1.4
	なす入り麻婆豆腐	95	208	15.0	10.0	2.10	21	13.5	3.0	594	624	1.5
	麩入り卵とじ	96	129	8.5	5.4	1.47	210	10.0	1.4	482	429	1.2
	じゃが芋と彩り野菜のオープンオムレツ	97	159	8.9	10.5	1.47	158	6.8	0.9	316	227	0.8
	もやし入りカニたま風	98	148	9.1	9.3	2.06	212	6.9	1.5	517	228	1.3
	トマトとアスパラの卵いため	99	177	7.8	13.3	2.26	215	6.7	1.7	432	347	1.1
	ミルク茶わん蒸し	100	136	12.4	6.8	3.00	150	6.3	1.1	505	381	1.3
	キャベツたっぷりとんぺい焼き風	101	194	11.2	13.2	3.34	224	7.0	1.7	481	286	1.2
	卵の福袋煮	101	154	10.0	8.7	1.82	210	8.5	1.7	653	436	1.7
簡単副菜	ほうれん草とにんじんのごまあえ	102	41	2.3	1.9	0.26	0	4.8	2.5	236	297	0.6
	小松菜としめじのレンジ蒸し	103	35	1.7	2.3	0.29	0	3.3	2.2	317	469	0.8

簡単副菜

料理名	掲載ページ	エネルギー(kcal)	たんぱく質(g)	脂質(g)	飽和脂肪酸(g)	コレステロール(mg)	炭水化物(g)	食物繊維総量(g)	ナトリウム(mg)	カリウム(mg)	食塩相当量(g)
キャベツのうす塩こんぶあえ	103	22	1.4	0.2	0.02	0	5.1	1.7	241	197	0.6
青梗菜とねぎの榨菜蒸し	104	34	0.8	2.3	0.31	0	3.2	1.7	286	228	0.7
にらともやしの中国風あえ	105	44	1.8	2.6	0.39	0	3.8	1.7	230	100	0.6
白菜とえのきたけのゆずこしょうあえ	105	20	1.6	0.2	0.01	0	4.9	2.1	294	275	0.7
焼きねぎの酢みそかけ	106	42	1.9	0.4	0.06	1	9.1	2.4	174	179	0.4
レタスとセロリのカテージチーズサラダ	106	50	3.2	2.7	0.28	3	3.7	1.0	261	229	0.7
春菊の韓国風サラダ	107	46	2.2	3.0	0.44	0	3.8	2.6	238	322	0.6
水菜ととろろこんぶのお浸し	107	21	1.9	0.1	0	0	4.6	3.2	295	357	0.8
ごぼうとわかめの和風サラダ	108	73	1.7	4.2	0.43	2	8.4	3.6	264	141	0.7
たっぷり大根の梅ガツオサラダ	109	37	0.9	2.1	0.28	1	3.7	1.0	161	166	0.4
にんじんとしらたきのタラコいり	109	57	2.9	2.5	0.38	35	5.3	1.9	276	169	0.7
切り干し大根のさっぱり煮	110	52	2.1	1.1	0.16	1	8.8	2.1	277	347	0.7
れんこんとエリンギのソテー	110	66	2.2	3.1	0.89	3	9.0	1.7	242	300	0.6
かぶとりんごのサラダ	111	99	1.6	7.4	0.78	3	7.7	1.8	129	241	0.3
具だくさん根菜の呉汁風	111	98	7.2	3.8	0.59	0	9.8	2.7	483	520	1.2
焼きしいたけと三つ葉のおろしあえ	112	20	1.5	0.2	0.02	0	4.8	2.2	216	274	0.5
きのこのヘルシーナムル	113	42	2.4	3.1	0.45	0	4.8	3.2	305	256	0.8
きのこときゅうりの中国風マリネ	113	46	2.5	2.3	0.33	0	6.9	2.8	230	269	0.6
えのきたけとなめこの酢じょうゆ煮	114	35	2.3	0.2	0.02	1	9.0	3.3	231	273	0.6
エリンギとパプリカのバルサミコ酢ソテー	114	59	3.4	3.0	0.67	2	7.9	3.1	261	342	0.7
切りこんぶのさんしょう煮	115	53	1.8	2.2	0.28	0	6.6	2.3	476	391	0.9
ひじきのごましそ煮　小松菜あえ	115	32	1.4	1.5	0.21	0	4.1	2.2	248	131	0.6
薬味たっぷり山形だし風	116	24	1.1	0.1	0.01	0	5.5	2.6	287	338	0.7
ひじきと凍り豆腐の中国風あえ	116	51	2.1	3.1	0.46	0	3.8	1.5	240	141	0.6
わかめとグレープフルーツのジンジャーあえ	117	65	0.9	4.2	0.55	0	6.9	1.2	224	93	0.6
スタミナもずくトマト	117	35	0.5	0.1	0.01	0	2.6	1.0	450	110	1.1
さっぱりポテトサラダ	118	117	2.5	4.0	0.54	4	18.0	2.1	276	376	0.7
じゃが芋のきんぴら	119	88	1.6	2.5	0.37	0	14.0	1.4	236	319	0.6
チーズ入りハッシュドポテト	119	127	4.1	5.0	0.27	0	16.8	1.0	158	330	0.4
さつま芋としめじの甘辛いため	120	156	1.8	2.4	0.35	0	31.8	4.3	247	445	0.6
里芋の田楽	120	108	2.9	2.1	0.30	0	20.6	3.0	294	680	0.7
揚げ里芋のおろしあんかけ	121	103	1.7	3.3	0.36	0	16.0	2.6	291	722	0.7
たたき長芋のわさび酢あえ	121	71	2.5	0.4	0.04	0	14.8	1.0	279	446	0.7

標準計量カップ・スプーンによる重量表（g）　実測値

食品名	小さじ（5mℓ）	大さじ（15mℓ）	カップ（200mℓ）
水・酒・酢	5	15	200
あら塩（並塩）	5	15	180
食塩・精製塩	6	18	240
しょうゆ（濃い口・うす口）	6	18	230
みそ（淡色辛みそ）	6	18	230
みそ（赤色辛みそ）	6	18	230
みりん	6	18	230
砂糖（上白糖）	3	9	130
グラニュー糖	4	12	180
はちみつ	7	21	280
メープルシロップ	7	21	280
ジャム	7	21	250
油・バター	4	12	180
ラード	4	12	170
ショートニング	4	12	160
生クリーム	5	15	200
マヨネーズ	4	12	190
ドレッシング	5	15	—
牛乳（普通牛乳）	5	15	210
ヨーグルト	5	15	210
脱脂粉乳	2	6	90
粉チーズ	2	6	90
トマトピュレ	6	18	230
トマトケチャップ	6	18	240
ウスターソース	6	18	240
中濃ソース	7	21	250
わさび（練り）	5	15	—
からし（練り）	5	15	—
粒マスタード	5	15	—
カレー粉	2	6	—

●あら塩（並塩）　ミニスプーン（1mℓ）＝1.0g
●食塩・精製塩　ミニスプーン（1mℓ）＝1.2g
●しょうゆ　ミニスプーン（1mℓ）＝1.2g

食品名	小さじ（5mℓ）	大さじ（15mℓ）	カップ（200mℓ）
豆板醤・甜麺醤	7	21	—
コチュジャン	7	21	—
オイスターソース	6	18	—
ナンプラー	6	18	—
めんつゆ（ストレート）	6	18	230
めんつゆ（3倍希釈）	7	21	240
ポン酢しょうゆ	6	18	—
焼き肉のたれ	6	18	—
顆粒だしのもと（和洋中）	3	9	—
小麦粉（薄力粉・強力粉）	3	9	110
小麦粉（全粒粉）	3	9	100
米粉	3	9	100
かたくり粉	3	9	130
上新粉	3	9	130
コーンスターチ	2	6	100
ベーキングパウダー	4	12	—
重曹	4	12	—
パン粉・生パン粉	1	3	40
すりごま	2	6	—
いりごま	2	6	—
練りごま	6	18	—
粉ゼラチン	3	9	—
煎茶・番茶・紅茶（茶葉）	2	6	—
抹茶	2	6	—
レギュラーコーヒー	2	6	—
ココア（純ココア）	2	6	—
米（胚芽精米・精白米・玄米）	—	—	170
米（もち米）	—	—	175
米（無洗米）	—	—	180

●胚芽精米・精白米・玄米1合（180mℓ）＝150g
●もち米1合（180mℓ）＝155g
●無洗米1合（180mℓ）＝160g

2017年1月改訂

著者プロフィール

■ 病態監修

菅野義彦（かんの・よしひこ）

東京医科大学腎臓内科学分野主任教授、同病院副院長、同病院栄養管理科部長。医学博士。日本内科学会総合内科専門医・指導医、日本腎臓学会認定専門医・指導医。日本臨床栄養学会副理事長、日本病態栄養学会監事。1991年慶應義塾大学医学部卒業、同大学院医学研究科卒業。米国留学後、埼玉社会保険病院腎センター、埼玉医科大学腎臓内科、慶應義塾大学医学部血液浄化・透析センターを経て、現職。高血圧、腎臓病、血液浄化療法を専門とする。著書に『透析の話をする・聞く前に読む本』（文光堂）、『おかずレパートリー腎臓病』『透析・腎移植の安心ごはん』『腎臓病の満足ごはん』（ともに女子栄養大学出版部）、『腎臓専門医が教える腎機能を守るコツ』（同文書院）など。

■ 栄養指導・献立監修

恩田理恵（おんだ・りえ）

女子栄養大学栄養学部臨床栄養管理研究室教授。管理栄養士、博士（栄養学）。1988年女子栄養大学栄養学部卒業後、国立松本病院（現・独立行政法人国立病院機構まつもと医療センター）栄養管理室入職、国立立川病院（現・独立行政法人国立病院機構災害医療センター）勤務後、女子栄養大学助手、聖徳大学人文学部講師、同大学准教授、女子栄養大学栄養学部准教授を経て現職。共著に『NHKきょうの健康　シニアにおすすめ！「食」で健康になる！簡単ごはん』（日本放送協会/主婦と生活社）、『実践で学ぶ女子栄養大学のバランスのよい食事法』（女子栄養大学出版部）、『臨床栄養学Ⅰ総論』（中山書店）など。

■ 献立・料理

金原桜子（きんぱら・おうこ）

管理栄養士、料理家、フードコーディネーター。病院や高齢者施設に勤務後、企業でのメニュー開発や料理研究家のアシスタントなどを経て独立。書籍などでのレシピ紹介、食品メーカー向けのレシピ開発を行なう一方、乳幼児からシニアまで幅広い年齢層に向けての栄養相談および栄養教室の講師を務めるなど、食を通して健康で豊かな時間を送るアイデアを提案する。共著に『60歳からの筋活ごはん』、『胃がん手術後の安心ごはん』（ともに女子栄養大学出版部）など。

STAFF

撮影●村尾香織
スタイリング●梶本美代子
本文デザイン●佐々木恵実（ダグハウス）
カバー・表紙・大扉デザイン●鈴木住枝（Concent,inc.）
イラスト●鹿又きょうこ
校閲●くすのき舎
編集●糸井千晶（ダグハウス）

食事療法はじめの一歩シリーズ

激しい痛みの発作を防ぐ
痛風・高尿酸血症の安心ごはん

2019年3月10日　初版第１刷発行
2022年8月　5日　初版第２刷発行

著　者■菅野義彦、恩田理恵、金原桜子
発行者■香川明夫
発行所■女子栄養大学出版部
〒170-8481
東京都豊島区駒込３-24-３
電話　03-3918-5411（販売）
03-3918-5301（編集）
ＵＲＬ■https://eiyo21.com/
印刷・製本■凸版印刷株式会社

ISBN 978-4-7895-1886-4

Printed in japan